科学健康·综合

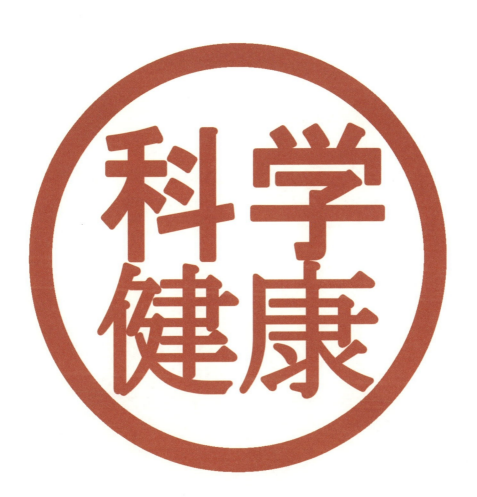

中国科学技术协会 ｜ 中国老科学技术工作者协会 ｜
国家卫生健康委员会　组织编写

科学普及出版社
·北　京·

名誉主编： 周光召　邓　楠

主　　审： 曾益新　齐　让

主　　编： 王捍峰　吴甘美

编　　委（按姓氏笔画排序）：

　　　　　　王　俊　王捍峰　邓　楠

　　　　　　申倚敏　仝小林　齐　让

　　　　　　杨　晶　吴甘美　张抒扬

　　　　　　陈可冀　陈克终　林守清

　　　　　　周光召　郑　哲　顾玉东

　　　　　　徐文东　徐兵河　曾益新

科学健康

周光召

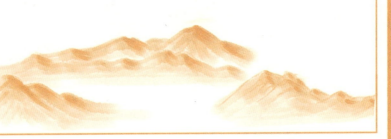

轻轻松松一佰步

高高兴兴一辈子

陈悠然敬题 二〇〇七年九月于北京

序言

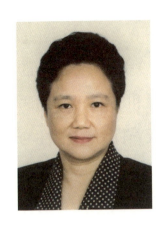

　　健康是人生的第一需要,也是人类生存繁衍的前提。有健康才会有蓬勃的生命,才会有努力、奋斗和成功。世界卫生组织认为,健康既包括躯体健康,也包括心理健康,还包括良好的社会适应能力。这种观点确有道理。有病的人固然不能说是健康,但一个虽然没有病,却整天郁郁寡欢、与周围的人格格不入、总是给别人和自己带来不愉快的人同样也不是一个健康的人!由此可见,健康既是一种生理现象,同时也是一种心理现象和社会现象。只有身体功能良好、精神健康并且拥有积极向上的生活态度以及和谐人际关系的人,才能真正称得上是健康的人。

　　健康来自科学的生活方式。调查表明,在影响人类健康的诸多因素中,60%以上来自我们每个人的生活方式和保健意识,只有40%来自社会、家庭遗传、医疗以及所处的环境。现代人所患疾病45%以上与不良的生活方式有关,而导致死亡的因素有60%与不良的生活方式有关。实现健康的最好方法，就是进一步提高科学素质，了解和掌握正确的医药卫生知识，自觉养成良好的生活习惯，培养良好的个性与人格，实践科学文明、健康向上的生活方式，通过科学饮食获取均衡的营养，通过适当运动和规律的生活获取充足的睡眠和健康的体质，通过及时有效的心理调适活动获取健康的心理，力戒吸烟、过量饮酒、食物过精、久坐不动等不良嗜好。健康不仅仅是个人的事情，更是家庭的事情、社会的事情；维护个人健康，促进社会健康，是我们每个社会成员必须承担的社会责任！

　　我们生活在一个城市化、工业化、全球化快速发展的时代。随着物质生活水平的迅速提高，人们在充分享受现代文明成果的同时，也不可避免地面临着各种各样的疾病威胁。对付疾病的亘古良方，一是不要害怕，二是要相信科学。科学是人类健康的保护神，正是飞速发展的医药科技赋予了人类以神奇的力量，使我们能够在严重威胁人们身心健康的各种疾病面前，成功化解危机，摆脱疾患的困扰。健康向上的心理状态是我们对付病魔的第一道防线，现代医学科技是战胜疾病的有力保障。坚韧不拔的毅力，乐观豁达的心态，积极和谐的人际关系，有助于养成自尊自信、热爱生活、关爱生命的生活态度，由心理健康促进身体健康。这既体现了我们对生命的敬佩，更是对人类生存本质意义的追求！

　　健康水平是衡量人们生活质量和社会发展程度的重要标志，对健康的重视程度体现了社会文明进步的程度。《科学健康》是一套讲授健康理念、健康方法、健康生活的科普著作，通俗易懂，方便实用。希望每个人都能认真地读一读这套书，从中汲取医学知识，提高医学素养，实践健康方法，重视和追求健康，为全面建设小康社会贡献一份力量。

　　是为序。

中国科学技术协会原常务副主席　邓楠

2007年8月

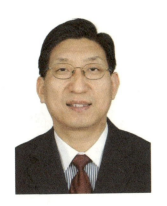

序言

　　健康是人全面发展、生活幸福的基石,是人类对美好生活的永恒追求,是经济社会发展的基础条件,是社会文明、国家富强、民族振兴的重要标志。人拥有健康,才能进行学习、劳动、创造与发明,才能学习掌握科学技术,形成智慧,成就事业,幸福生活。健康是世界上最宝贵的财富,没有健康,一切无从谈起。掌握健康科学,成就科学健康!

　　"没有全民健康,就没有全面小康",习近平总书记在党中央、国务院召开的新世纪第一次全国卫生与健康大会上深刻论述了健康的重要性,确定将人民健康放在优先发展的战略地位,从党和国家事业全局的战略高度对新时期卫生和健康工作提出了一系列新思想、新要求,这是我国卫生与健康发展理念的一次重大飞跃,是"健康中国"建设的根本指南。紧随其后,作为国家战略,党中央、国务院颁布实施《"健康中国2030"规划纲要》,勾画了打造"健康中国"的美好蓝图，彰显了我国将对健康问题的重视提升到前所未有的高度。越来越多的证据表明，健康正在受到全国人民前所未有的关注，卫生与健康事业迎来了新的春天，人人享有健康正逐步成为现实。

党和政府历来高度重视科技工作者的健康，不断提升相关医疗卫生服务能力与水平，保障科技工作者在建成小康社会中重要作用的充分发挥。中国科学技术协会、中国老科学技术工作者协会联合国家卫生和计划生育委员会一直为增进科技工作者的健康而积极努力，希望在促进科技工作者健康上贡献一些力量，以表达对科技工作者的敬意。科技创新离不开科技工作者强健的体魄、健康的心理和充沛的精力，科技创新和科学普及是实现创新发展的两翼，同等重要。出版《科学健康》科普丛书，就是在科技工作者中普及健康科学，传播科学的健康知识，倡导健康的生活方式。《科学健康》已出版9卷，自问世以来，由于其内容的科学性、准确性和权威性，受到科技工作者和广大公众的喜爱和好评，在提高科技工作者健康素养上发挥了作用。希望通过阅读《科学健康》，促进读者养成健康的生活方式，不断提高健康素养，激发读者对健康或者与医学相关融合领域的研究，做健康科学的实践者、探索者，有力推进"健康中国"建设的伟大事业。

无论对于一个人，还是一个国家、一个民族，健康都是一项长期的系统工程，贵在践行。祝愿每一位读者不断了解、掌握、运用健康科学，提升生活质量和生命质量，用自己的健康实践为"健康中国"留下精彩的注脚，为全面建成小康社会、实现中华民族伟大复兴的中国梦作出更大的贡献。

中国科学院院士
国家卫生健康委员会副主任　曾益新

2017 年 9 月

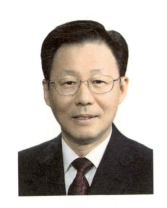

序言

党的十八大以来，以习近平同志为核心的党中央坚持人民至上，把实施"健康中国"战略摆在重要位置。提升老科技工作者的健康素养，让更多老科技工作者享受有品质的健康生活，是建设"健康中国"的重要内容，更是老科协的重要任务。中国老科协始终把服务全民健康素养提升作为一项重要任务，长期以来通过开展健康讲座、举办科学健康论坛、发布和出版健康科普作品等方式开展优质健康科普活动，受到广泛欢迎。

今年7月，我和齐让、王延祐、庞晓东同志参加中国老科协"科学健康圆桌会"专题座谈会。吴甘美、王捍峰同志谈到了这项工作的发展历程：2006年在时任全国人大常委会副委员长、中国科协主席周光召的积极倡议和推动下，创办"科学健康"圆桌会议，邀请临床医学和生命科学领域知名专家与两院院士面对面交流研讨，弘扬科学家精神，关注老科学家身体健康，普及科学健康知识，至今已成功举办33届。

2007年起，中国科协和卫健委保健局组织知名临床医生撰写医学科普文章，至今已出版12册《科学健康》丛书。中国科协科普部今年将修订再版该丛书，尝试通过漫画、音频和小程序等方式创新，向包括老科技工作者在内的广大老年人普及健康知识、倡导健康生活方式，让大家自发参与、乐在其中。

再版的《科学健康》丛书有三个变化。一是内容更权威。修订版由多位医学领域的院士、知名专家、优秀医生共同参与，针对中老年人普遍关注的热点健康问题和老年常见病等进行权威解答，科学看待疾病，科学进行诊疗和预防。二是形式更通俗。丛书内容以简单问答的形式呈现，贴近读者、通俗易懂，是实用性很强的科普书。再版丛书增加了老年人普遍关注的睡眠、心血管、骨质疏松等健康问题。三是理念更先进。丛书与时俱进，反映了近年来医学领域的最新成果，全新的健康诊疗理念、知识和技术，充分体现了中国医学的发展特色和国际水平。

再版《科学健康》丛书是向党的二十大的献礼，也体现了党和国家对广大老科技工作者的关心。希望读者能够在书中收获更多的阅读乐趣，运用科学的健康知识，享受有品质的健康生活。

中国老科学技术工作者协会会长 李学勇

2022年7月

目录 Contents

第一章 中医防治糖尿病 / 001

糖尿病是严重危害人类健康的慢性病 / 005

糖尿病的定义和诊断标准 / 006

糖尿病的分型 / 007

早发现、早干预是防治糖尿病的关键 / 007

诊断糖尿病有哪些线索 / 008

糖尿病需要治吗？治得好吗 / 008

治疗糖尿病应该找西医还是中医 / 009

什么是代谢综合征？为什么总和糖尿病伴行 / 010

为什么减肥是治疗代谢综合征的治本之法 / 012

不同年龄的患者，血糖控制达标的水平一样吗 / 013

情绪会对血糖控制有影响吗 / 015

中医对糖尿病的认知 / 017

中药能降糖吗 / 020

哪些中药能有效降糖 / 020

中医对调整生活方式有哪些建议 / 021

正确饮食也能防治高血糖 / 023

已经用了降糖西药,还需要看中医吗 / 024

中医怎样治疗血糖难控因素 / 025

中医对糖尿病并发症大有本事 / 026

小结 / 032

第二章 肺结节和肺癌,您应该知道的那些事 / 033

肺癌已经成为人类头号肿瘤杀手 / 037

肺癌的分期 / 037

早期手术肺癌生存率显著优于晚期 / 039

胸腔镜使肺癌早诊早治从愿景变成现实 / 039

新冠肺炎疫情下肺结节的处理 / 040

肺结节就是肺癌吗 / 041

发现肺结节怎么办 / 042

可疑肺癌的结节都要马上手术吗 / 042

实性结节与磨玻璃结节的不同发展机制 / 043

实性结节:风险大,早处理 / 044

磨玻璃结节:风险小,缓处理 / 044

如何认知磨玻璃结节 / 045

磨玻璃结节的分子机制 / 046

现在都有哪些诊断肺结节的方法 / 047

早期肺癌筛查利器 / 048

磨玻璃结节治疗决策：客观、理性、个性化 / 049

发现肺结节该如何进行随访呢 / 051

在随访过程中出现新的结节怎么办 / 051

肺结节的切除方法都有哪些 / 053

什么情况下不能做微创手术 / 053

技术突破攻克中国肺癌微创手术独特难题 / 054

小磨玻璃结节切除难题：切不着 / 055

多发实性肺结节就是肺癌晚期吗 / 056

如何处理多发磨玻璃结节？切得越多越好吗 / 057

手术会影响肺功能吗 / 058

怎样才算好的肺功能 / 058

肺癌术后如何提高肺功能 / 058

做完手术，肺癌就算治好了吗 / 060

90岁老人得了肺癌，能不能不手术不化疗 / 060

为什么需要临终关怀？如何进行临终关怀 / 061

哪些人容易得肺癌 / 063

肺癌会传染吗 / 064

有肺癌家族史该怎么办 / 064

有没有无症状的肺癌 / 065

最近常咳嗽，会是肺癌吗 / 065

如何及早发现肺癌 / 066

烟草与肺癌 / 067

肺癌患者在饮食上需要注意什么 / 067

小结 / 068

第三章　近十年来关于乳腺癌知识的更新 / 069

乳腺癌超过肺癌，成为全球发病率第一位的恶性
　　肿瘤 / 073

乳腺癌已成为治疗效果最好的少数癌症之一 / 073

筛查是提高乳腺癌早诊率的重要手段 / 074

依据分期和分型进行个体化治疗 / 074

慢病管理理念深入人心 / 078

第四章　脑卒中后偏瘫康复治疗新方法 / 081

绝大部分脑卒中患者会存在后遗症 / 087

脑卒中的后遗症有哪些 / 087

脑卒中后偏瘫的分类 / 088

脑卒中后偏瘫的发病率 / 089

脑卒中后偏瘫的评估 / 090

脑卒中后偏瘫的分期 / 090

脑卒中后偏瘫的康复治疗：需要持之以恒 / 091

脑卒中后偏瘫的药物治疗：效果短暂 / 091

脑卒中后偏瘫的传统手术治疗：效果有限，治标不治本 / 092

脑卒中后偏瘫的干细胞治疗：难以真正应用于临床 / 092

脑卒中后偏瘫的脑机接口治疗：前景广阔，但目前步履维艰 / 093

脑卒中后偏瘫的治疗新尝试：中国手术"左右颈七交叉移位术" / 094

脑机接口与颈七手术的结合：充满前景 / 099

人体外骨骼与颈七术后康复的结合：效果显著 / 100

第五章 一种特殊的心脏淀粉样变与有关罕见病常识 / 101

老年心衰的"隐匿杀手"——一种特殊的心脏淀粉样变 / 105

罕见病常识 / 109

第六章 心脏外科，您不知道的那些事 / 113

什么是冠脉搭桥术（冠状动脉旁路移植术）/ 117

哪些患者适合做冠脉搭桥术 / 117

冠脉搭桥术是怎么做的？治疗效果如何 / 118

冠脉搭桥术与冠脉介入的疗效哪个更好 / 119

什么是多支动脉搭桥 / 119

冠脉搭桥术后如何进行康复 / 120

发现心脏瓣膜病后一定要做手术吗 / 120

心脏瓣膜出了问题，修一修是否可以继续用 / 121

心脏外科瓣膜手术与经导管主动脉瓣植入术如何
选择 / 122

心脏外科也能治疗心房颤动吗 / 123

哪些情况适合进行外科房颤消融术 / 124

外科手术与内科介入消融治疗房颤孰优孰劣 / 124

心脏移植后的预期寿命有多久 / 125

猪心替代人心成关注焦点：异种器官移植离我们
还有多远 / 126

第七章　您应该知道的氧疗知识 / 127

生命与氧 / 131

氧气通过呼吸过程进入机体深处 / 131

缺氧 / 132

大脑离不开氧护 / 132

氧分压与年龄有关 / 133

老年期的缺氧 / 134

氧疗方法 / 135

什么是高压氧疗 / 136

高压氧疗的发展历程 / 136

高压氧疗及家庭氧疗的应用：老年期的几个
　　病例 / 138

高压氧疗的理论基础 / 139

高压氧疗的主要作用机制 / 140

国内外高压氧治疗的适应证 / 141

几篇具有影响力的高压氧领域论文 / 141

2019 年诺贝尔生理学或医学奖授予"氧感知通路"
　　方面的研究 / 142

临床高压氧医学发展前景 / 143

第八章　浅谈中医保健 / 145

第九章　更年期性激素治疗与绝经后骨质疏松症 / 151

更年期性激素治疗 / 155

绝经后骨质疏松症 / 177

致谢 / 191

第一章

中医防治糖尿病

仝小林

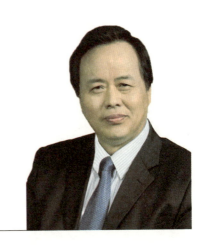

中国科学院院士，中医内科学家，中国中医科学院首席研究员、主任医师、博士生导师。长期从事糖尿病及糖尿病并发症的临床、科研与教学工作。率先将现代糖尿病的中医病名概括为"糖络病"，并对其重新进行中医分类、分期、分证；针对早中期糖尿病中医理论认识的空白，在继承经典的基础上，创新《内经》脾瘅理论，首创"开郁清热法"治疗早中期糖尿病，解决了"中药不能独立降糖"的历史性难题，建立了糖尿病络病理论指导糖尿病并发症治疗，形成了从糖尿病前期到糖尿病早中期至并发症期的中医系统诊疗体系。

第一章 中医防治糖尿病

糖尿病是严重危害人类健康的慢性病

糖尿病是严重危害人类健康的慢性病之一。近年来,糖尿病的发病率迅速增长,根据国际糖尿病联盟最新数据显示,2021年全球成年糖尿病患者数量达到5.37亿例。中国是成人糖尿病患者最多的国家,从2011—2021年10年间,我国的糖尿病患者由9000万例增加至1.4亿例,增幅达56%,其中约7283万例患者尚未被确诊,比例高达51.7%;另外,约有1.7亿成人伴有糖耐量受损,约2700万成人伴有空腹血糖受损,这些人群都是糖尿病人群的"后备军"。预测到2045年,中国糖尿病患者数量将达到1.7亿例,届时,庞大的糖尿病患病人群将给我国带来严重的卫生和经济负担。

糖尿病的主要危害不在其疾病本身,而在于其急慢性并发症。糖尿病的急性并发症有酮症酸中毒、高血糖性非酮症高渗透性昏迷、乳酸中毒、低血糖昏迷等,如抢救不及时,多有生命危险。若患者的血糖长期处于高水平状态,可逐渐引起人体多器官、多系统的损害,产生多种慢性并发症,如累及眼部,可导致糖尿病视网膜病变,出现视力减退甚至失明;累及肾脏,可导致糖尿病肾病,出现蛋白尿,最终发展至尿毒症;累及神经系统,可导致糖尿病神经病变,出现四肢酸痛、感觉障碍、阳痿、排尿困难、上腹胀痛、反酸恶心、呕吐、腹泻、便秘等。此外,糖尿病患者更容易发生高血压、冠心病、脑卒中等心脑血管疾病,更容易发生白内障、青光眼等眼病,更容易合并有皮肤、骨关节、牙周病变。糖尿病患者还可因抵抗力下降而易合并肺结核和泌尿系感染等感染性疾病。糖尿病患者在妊娠期间易出现妊娠并发症及胎儿畸形，胎儿的病死率也较高。因此，糖尿病被称为仅次于心血管疾病和癌症的第三位死亡性疾病。

糖尿病的定义和诊断标准

糖尿病是以高血糖为主要特征，伴有脂肪、蛋白质等代谢紊乱的一种慢性内分泌代谢性疾病，是由于胰岛素分泌不足和/或周围组织细胞对胰岛素的敏感性下降所致。

关于糖尿病的诊断标准如下表所示，静脉空腹血糖≥7.0 mmol/L加上葡萄糖负荷后2小时血糖≥11.1 mmol/L，或典型糖尿病症状（烦渴、多饮、多尿、多食、不明原因的体重下降）加上随机血糖≥11.1 mmol/L，即可诊断为糖尿病；若7.0 mmol/L＞空腹血糖≥6.1 mmol/L，糖负荷后2小时血糖＜7.8 mmol/L，则为空腹血糖受损；若空腹血糖＜7.0 mmol/L，11.1 mmol/L＞糖负荷后2小时血糖≥7.8 mmol/L，则为糖耐量受损。后两者属于糖尿病前期状态。

糖代谢状态分类（世界卫生组织1999年）

糖代谢状态	静脉血浆葡萄糖（mmol/L）	
	空腹血糖	糖负荷后2小时血糖
正常血糖	＜6.1	＜7.8
空腹血糖受损	≥6.1，＜7.0	＜7.8
糖耐量受损	＜7.0	≥7.8，＜11.1
糖尿病	≥7.0	≥11.1

注：空腹血糖受损与糖耐量受损即为糖尿病前期。

糖尿病的分型

糖尿病主要分为1型和2型,另外,还有特殊类型糖尿病和妊娠期糖尿病。1型糖尿病的发展过程往往很快,看起来好像是突然发病似的。实际上,这类患者也有潜伏期,先是胰岛细胞受到病毒或其他毒物的侵袭,而后因为自身免疫性的破坏,胰岛又再次受到攻击,结果几乎所有的胰岛细胞被破坏,不打胰岛素就难以维持生命,就变成了1型糖尿病。2型糖尿病的发生和发展要经历较长的时间,发展的最早阶段可称为糖尿病的高危时期,这段时间如果不注意,血糖就会有一定程度的升高而走向第二阶段,也就是血糖升高阶段,有些患者可表现为糖耐量减低或空腹血糖受损。血糖增高者要是还不提防,在不久的将来就很有可能发展到最后的糖尿病阶段,真正成为糖尿病患者。

早发现、早干预是防治糖尿病的关键

对于糖尿病,我们要做到早筛查、早诊断。很多糖友起初只关注空腹血糖是否正常,殊不知这容易导致糖尿病的漏诊。理想全面的糖尿病筛查应同时包括空腹血糖、口服葡萄糖耐量试验以及糖化血红蛋白等检查。只有全面系统的检测和筛查,才能将糖尿病在前期状态或高危阶段时检验出来。早发现,就能提早绷紧预防的弦,防止进一步发展为糖尿病。

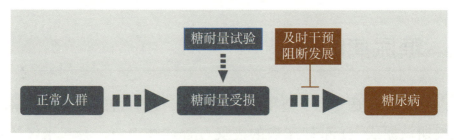

理想的糖尿病筛查

诊断糖尿病有哪些线索

发现糖尿病并不困难,有以下问题出现,就需要引起足够的注意。

- **糖尿病家族史**:父母、兄弟姐妹、子女或其他亲属(除配偶)中有糖尿病患者。
- **肥胖**:特别是早先肥胖,近来体重和体力明显下降者。
- **典型症状**:有"三多一少"症状者。
- **其他症状**:双目视力减退、皮肤瘙痒、容易生疖长痈、皮肤损伤后难以愈合等。

糖尿病需要治吗?治得好吗

糖尿病是一个需要长期治疗的终身疾病,切不可因为早期症状不明显而置之不理。面对糖尿病,不要灰心丧气、自怨自艾,而要学会与糖尿病"和平共处"。实践证明,只要早发现,及早并坚持合理的治疗，就可以把糖尿病这个看似可怕的敌人转为朋友，由伤害健康、影响长寿的疾病转为增长保健知识、促进健康长寿的因素，从而生活得更加潇洒自如。另外，对于糖尿病患者来说，既然得了这个病，就要勇敢面对，把糖尿病作为日日相处、终身相伴的"朋友"。不但要摸清这个"朋友"的一般"脾气"（正确认识糖尿病终身性、全身性、可防治性等特点），还要将它个体化，摸透它在自己身上的特殊"脾气"。身患1型糖尿病的世界游泳冠军——美国青年加黑霍尔以他的亲身经历告诉糖尿病患者：每个人都要遵从新的生活方式，因为这是一次新的艰苦生活的开始……您会比以前更合理地安排自己的生活、饮食、运动，您的世界依然自由无碍。

治疗糖尿病应该找西医还是中医

中西医的目的都是帮助糖尿病患者更好地控制病情，延缓或阻止并发症的出现。在糖尿病前期以及糖尿病早期阶段，患者的血糖往往升高不多，胰岛功能损伤不重，是唯一可以逆转糖尿病的阶段。在该阶段就开始使用降糖西药显得太早，不用又怕进展为糖尿病，这时，我们可以采用中医药的方法进行治疗和预防，在控制饮食、加强运动基础上服用具有整体调整作用的中药来调和脾胃、调畅气血、减重降糖。

发展至糖尿病阶段，患者的血糖水平明显升高，不管是中医还是西医，都需要长期坚持用药，即便在使用胰岛素和降糖西药控制血糖，也建议服用中药进行整体调理，尤其是应用活血化瘀的中药来预防并发症的发生。

至并发症期,就需要在控制血糖的基础上保护靶器官、改善脏腑功能。此期,中药也是大有可为,通过整体"调态"和定向"打靶",中药可以改善此期患者的临床症状和理化指标,提高患者生活质量。2017版《中国2型糖尿病防治指南》中单独列了"糖尿病与中医药"一章,也肯定了中药在糖尿病防治中的作用。

什么是代谢综合征?为什么总和糖尿病伴行

代谢综合征是20世纪80年代末由国外学者首先提出的一个名词。最初,人们把它称为X综合征,患者表现为高血糖、高血压、高血脂、中心性肥胖,这些因素直接促进了动脉粥样硬化性

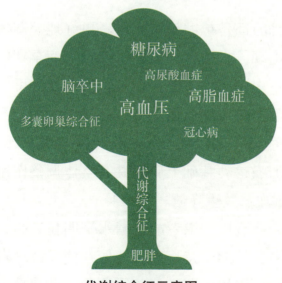

代谢综合征示意图

心血管疾病的发生，也增加了 2 型糖尿病的发病风险。目前，多数人已接受这个概念并逐渐丰富了它的内容，如有人把冠心病、脑血栓、胰岛素抵抗甚至出生体重过低等也列为代谢综合征的范畴。肥胖是代谢综合征的根基，糖耐量异常、2 型糖尿病、高胰岛素血症、血脂紊乱、高血压病、高尿酸血症等都是代谢综合征的"树枝"。

代谢综合征虽有遗传因素的影响，但环境因素（多食少动等）是代谢综合征发病的主要原因。关于代谢综合征的临床诊断，不同的种族具有不同的诊断标准，对于中国人而言，具有以下三项或更多即可诊断：①腹型肥胖：男性腰围 ≥ 90 cm，女性腰围 ≥ 85 cm；②高血糖：空腹血糖 ≥ 6.1 mmol/L（或）糖负荷后血糖 ≥ 7.8 mmol/L，和（或）已确诊为糖尿病并治疗者；③高血压：血压 ≥ 130/85 mmHg 和（或）已经确诊为高血压并治疗者；④空腹甘油三酯 ≥ 1.7 mmol/L；⑤空腹高密度脂蛋白 < 1.04 mmol/L。

胰岛素抵抗和中心性肥胖是代谢综合征重要的致病因素，同时，肥胖也是 2 型糖尿病发病的独立危险因素，胰岛素抵抗也是 2 型糖尿病发生的重要病理基础。因此，2 型糖尿病和代谢综合征之间有共同的致病基础。此外，代谢综合征作为一种代谢紊乱症候群，其组分中的高血压、血脂紊乱也增加了 2 型糖尿病的发生风险；并且随着组分的增加，糖尿病的发生风险也显著增加。国内外的多项研究已经证实，代谢综合征患者发生 2 型糖尿病的风险比非代谢综合征患者至少增加 3 倍。所以说，代谢综合征总和 2 型糖尿病相伴发生。

为什么减肥是治疗代谢综合征的治本之法

肥胖不仅是代谢性疾病的根源,同时也会增加心脑血管疾病的患病率。中医能够识别人体宏观的状态,通过审查疾病产生的内外环境,以调态的方法来消除各种偏态,最终恢复机体自稳态的平衡。肥胖患者之偏态主要表现为壅态,即寒湿、痰浊、湿热等病理产物堆积中焦脾胃而形成的壅滞状态,称为"土壅"。壅态的典型特点为腹部凸出,以脾胃功能的强健与否分为实壅和虚壅两类。在肥胖到代谢综合征的发展过程中,实壅是膏浊堆积从绝对过剩到相对过剩,是由实致虚的发展过程。实壅多见于食欲旺盛的年轻人,长期饮食过量、食物堆积,脾胃长时间处于负担过重状态,机体不能很好地利用和代谢这些营养物质,脂肪在体内堆积,衍生糖浊、脂浊、尿浊,形成膏浊留滞的绝对过剩状态;若进一步发展,愈加影响脾胃的运化功能,出现血糖、血脂、血压等一系列代谢指标紊乱的状态。虚壅是由于脾胃虚弱、代谢能力低下,呈现膏浊在体内的相对过剩状态。日久,膏浊入于血脉甚至损伤脉络,导致痰瘀互结、变生他病,使疾病进一步发展,使心脑血管疾病的发生风险大大增加。

肥胖是血脂紊乱、心脏病、糖尿病、动脉粥样硬化等疾病的主要危险因素,往往是糖代谢、脂代谢、嘌呤代谢紊乱及血压升高的根本原因。诸多研究证明,肥胖是代谢综合征发生、发展的核心因素和关键环节,减轻体重对纠正胰岛素抵抗和脂代谢紊乱等均有利。代谢综合征的核心就是肥胖,肥胖好比是树根,而糖耐量降低或2型糖尿病、高胰岛素血症或胰岛素抵抗、血脂紊乱、高血压病都是树的干枝；如果把代谢综合征比作一座巨大的冰山，肥胖就是隐藏在海平面下的巨大冰坨，降糖、降压、调脂等治疗只是消除了冰山一角，隐患仍然存在，只有消除了肥胖这个大冰坨，才能消灭整座冰山。所以，减重治疗肥胖是治疗代谢综合征的关键。

不同年龄的患者，血糖控制达标的水平一样吗

每个糖尿病患者都是单独的个体，不同的病程、不同的年龄以及是否存在并发症等情况都会使治疗方法和治疗目标产生差异。

儿童、青少年

儿童和青少年在控制血糖的同时，还要兼顾自身的生长和发育。因此，糖尿病患儿的血糖控制标准应适当放宽，《中国2型糖尿病防治指南（2020）》建议：2型糖尿病患儿的血糖控制标准为空腹血糖＜7.0 mmol/L、糖化血红蛋白≤6.5%；1型糖尿病患儿的理想血糖水平应维持在糖化血红蛋白≤7.5%、空腹血糖5~8 mmol/L，餐后2小时血糖5~10 mmol/L。家属可根据患儿能否配合、有无低血糖发作等情况适当调整，设置更个性化的血糖控制标准。

妊娠期糖尿病患者

妊娠期糖尿病患者对血糖水平有着更为严格的要求，原则上

糖化血红蛋白应控制在6%以下、空腹血糖＜5.3 mmol/L、餐后2小时血糖＜6.7 mmol/L，但最终的控制目标要根据孕妇的实际情况来定。孕期血糖控制必须避免低血糖的发生。孕期血糖小于4.0 mmol/L即被视为血糖偏低，需要调整治疗方案；若血糖小于3.3 mmol/L，则必须给予即刻处理。罹患妊娠糖尿病的女性在分娩之后，血糖往往会逐渐恢复正常，但需要在产后6~12周做糖耐量试验来评估患者的糖代谢状态，然后根据糖代谢状态制订相应的血糖控制标准。

成人糖尿病患者

对于成人糖尿病患者而言，空腹血糖需要控制在4.4~7.0 mmol/L，餐后两小时血糖须＜10 mmol/L，糖化血红蛋白须＜7%。但对于易发生低血糖风险的患者，则可适当放宽，糖化血红蛋白＜7.5%即可。

65岁以上老年糖尿病患者

《中国老年2型糖尿病防治临床指南（2022年版）》为老年糖尿病患者制订了三种不同的血糖控制标准：

（1）若老年患者的病程短（≤5年）、平时不用胰岛素或胰岛素促泌剂等降糖药、低血糖风险相对较小、自理能力好、自我管理意识强，应争取长期血糖达标，预防并发症发生。其空腹血糖应控制在4.4~7.0 mmol/L，餐后两小时血糖＜10.0 mmol/L，糖化血红蛋白≤7.0%。

（2）若老年患者的预期寿命大于5年、患有不严重的并发症或伴发疾病、目前使用胰岛素或胰岛素促泌剂等降糖药治疗、存在较大的低血糖风险、自我管理能力较差，应争取减缓并发症进展。其空腹血糖应控制在 5~7.5 mmol/L，餐后两小时血糖＜11.1 mmol/L，糖化血红蛋白控制在 7.0%~8.0%。

（3）若老年患者的预期寿命小于5年、患有影响寿命的疾病、曾经发生过严重低血糖、现在反复合并感染/急性心脑血管病变/急性病入院治疗期间、完全丧失自我管理能力、缺少良好护理条件，这种情况侧重于避免严重高血糖（空腹血糖＞16.7 mmol/L）引发的糖尿病急性并发症和难治性感染等情况的发生。其空腹血糖应控制在 5~8.5 mmol/L，餐后两小时血糖应＜13.9 mmol/L，糖化血红蛋白须控制在 8.0%~8.5%。

情绪会对血糖控制有影响吗

近年来，科学研究发现不良情绪和精神因素也是糖尿病的一个重要致病因素、诱发因素。一方面，精神紧张可能造成血糖波动；另一方面，血糖波动又会引起精神紧张，结果陷入恶性循环的怪圈。

糖尿病的基本病理在于胰岛素的分泌不足或相对不足。胰岛素是胰岛组织中 β 细胞分泌的一种激素，其分泌的多少除了受内分泌激素和血糖等因素的调节，还直接受自主神经功能的影响。人的情绪主要受大脑边缘系统的调节，而大脑边缘系统还具有调节内分泌和自主神经的功能。心理因素可通过大脑边缘系统和自主神经影响胰岛素的分泌，当人处于紧张、焦虑、恐惧或受惊吓等应激状态时，交感神经的兴奋将直接作用于胰岛细胞 β 受体，抑制胰岛素的分泌；同时，交感神经还将作用于肾上腺髓质，使肾上腺素的分泌增加，间接地抑制胰岛素的分泌、释放。如果这种不良心理因素长期存在，则可引起胰岛 β 细胞的功能障碍，使胰岛素分泌不足的倾向最终被固定下来，进而导致糖尿病。

然而，并不是所有人都会因不良情绪和精神因素而诱发糖尿病，不良情绪对胰岛素分泌的影响主要多见于中老年人。由于中老年人本身存在着内分泌功能减退和胰岛 β 细胞数量逐渐减少、功能下降等问题，因而，不良心理最容易使中老年人发生糖尿病。需要指出的是，并不是说一般的情绪不良就能导致糖尿病，只有强烈的刺激反复、持久地作用于机体，同时机体的胰岛细胞以及使血糖升高的其他内分泌腺对上述刺激又特别敏感时，才可能诱发糖尿病。部分患者患病后认为糖尿病是终身性疾病、又会有致命的并发症，悲观失望，进而产生消极情绪，不能很好地配合医生，给治疗带来了不必要的麻烦和阻力，这种情况在血糖控制长期不稳定的患者中尤为突出。临床常见的是 40~56 岁的女性及 66~70 岁的男性患者，他们正处于更年期，其自主神经功能失调，精神紧张，情绪波动，易引起交感神经兴奋，促使血糖水平升高，病情反复和加重。因此，作为糖尿病的易感人群——中老年人，应当认识到不良情绪对健康的危害，消除一切不利于糖尿病治疗的因素，树立战胜疾病的信心，密切与医生配合，把控制不良情绪作为预防糖尿病和其他疾病的一个重要手段。对于糖尿病患者来说，在控制饮食、接受药物治疗以及适量运动的基础上，更应忌怒、戒愤、远忧、以乐为本，注意保持良好的心理状态和稳定的情绪,努力提高中枢神经系统的平衡能力,这对控制糖尿病的发展、预防并发症具有重要意义。

中医对糖尿病的认知

糖络病的由来

中医对糖尿病有悠久的治疗历史、深刻的理论认识以及丰富的防治经验。近年来,随着我国中西医结合事业的推进,中医对糖尿病的病因、病机、证候等有了更加深刻而具体的认知,并且通过系列研究揭示了中医药防治糖尿病的有效性和安全性,证明中药对糖尿病前期、糖尿病期以及并发症期均有明确的预防和治疗作用。另外,中医药具有简、便、廉、验的优势,日后必将成为控制我国糖尿病患病率井喷式增长的有力武器。

糖尿病是现代医学定义的一种疾病,以空腹和餐后血糖的异常升高为特征性表现,其典型症状是"三多一少",即多食、多饮、多尿和体重减少。传统中医主要通过症状辨识疾病,常从"消渴"的角度辨治糖尿病。但是,当糖尿病患者出现"三多一少"症状时,往往血糖已持续升高了较长时间,且病情已进展至糖尿病中后期。近年来,随着检测技术的改进和民众健康观念的提升,很多糖尿病患者在早期甚至在糖尿病前期状态时即被发现。但早期糖尿病患者的血糖水平不会太高,故往往不会出现"三多一少"的典型症状表现,有些患者甚至没有任何不适症状。因此,

"消渴"概括不了糖尿病的全貌,结合糖尿病"高糖损伤大小血管贯穿发病始终"的特征,我们从中医角度将糖尿病重新命名为"糖络病",即以血糖升高为特点,最终进展为络病(大小血管并发症),核心在于强调糖尿病的发展结局和防治目标。

肥胖型糖尿病的中医归属:脾瘅

早在几千年前,中医就认识到糖尿病,尤其是2型糖尿病,往往是"吃出来的"。糖尿病虽有遗传因素的影响,但最主要的还是外部环境因素,如热量摄入太多、活动量下降、肥胖、心理压力过大等。在中医经典古籍《黄帝内经》中早已有相应的论述,言道:"脾瘅……此肥美之所发也……此人必数食甘美而多肥也。肥者令人内热,甘者令人中满,故其气上溢,转为消渴。"这段论述阐述了"脾瘅"的病因以及"脾瘅转为消渴"的病机,即人们吃太多油腻、甘甜、味道厚重的食物导致肥胖,肥胖发展为"脾瘅",脾瘅日久又进一步导致多饮、多食、多尿的"消渴"的发生。该过程与2型糖尿病的发生发展过程极为相似。基于此,我们将中医"脾瘅"与糖尿病前期和早期糖尿病进行了衔接,找到了肥胖糖尿病人群的中医归属。

糖尿病的现代中医诊疗模式

"消渴病"是古人对于糖尿病的认识。传统中医常从"消渴"的角度对糖尿病进行分证论治,但并不是所有的糖尿病患者都是消瘦的,反而超过70%的患者是肥胖的。因此,我们根据糖尿病患者的体型特征，从中医角度将糖尿病分为"脾瘅"和"消瘅"两类（肥胖起病为脾瘅，消瘦起病为消瘅），并参照现代"糖尿病前期－糖尿病期－并发症期"三期的分期方法，分为"郁－热－虚－损"四期。

"郁"指机体由于多食少动等原因使脾胃和肝胆受损，久而气、血、痰、火、湿、食等皆处于壅滞和郁滞状态，伴有腹型肥胖、身材壅滞、大便不畅、舌苔厚腻等症状，多指糖尿病前期；"热"指机体由于长期的壅滞和郁结，久郁化火，使机体出现明显的内热征象，伴有口渴、易饥、便干或大便黏腻等症，多指糖尿病期血糖升高阶段；"虚"指机体由于长期的"内蒸外烁"，气血阴阳逐步耗损，伴有神疲乏力、消瘦等症状，多指糖尿病中后期或并发症前期；"损"指机体在"虚"的基础上，由于高血糖对大小血管的长期损伤，机体的脉络和脏腑出现器质性和功能性病变，如眼底、肾脏、周围神经等的病变，指糖尿病并发症期。在"分类－分期"的基础上，又根据各期患者证候特征，将其分为土壅木郁、肝胃郁热、脾胃虚寒等多种证型（如下图所示）。

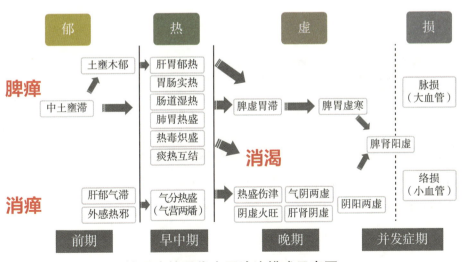

糖尿病的现代中医诊疗模式示意图

中药能降糖吗

曾有观念认为中医药只能改善疾病症状,不能改变异常的化验指标(如血糖、血压等)。其实不然,现代中药药理研究已证实中药也能有效改善异常的化验指标,如降糖、降压、降血脂、降血尿酸等。

一般认为,空腹血糖超过 11.1 mmol/l、餐后血糖超过 13.6 mmol/l,原则上就不再单独应用中药,而以西药降糖为主。但我们在门诊上,凡初诊未用过西药的患者,不管其血糖多高,只要无糖尿病昏迷的迹象,仍首先使用生活方式干预+中药降糖。只有当3个月疗程结束后,对降糖效果不理想的少数患者,才考虑使用西药。总之,在以"糖络病""郁-热-虚-损"以及"脾瘅"理论为核心的糖尿病现代中医诊疗模式的指导下,中医药对各个阶段的糖尿病均有明确的治疗作用,既可以有效改善患者的症状和证候,又能安全有效地降低血糖水平。

 ## 哪些中药能有效降糖

中医思维常源自生活,如炒菜过甜,可适当加盐以中和甜味,那么,是否能像炒菜一样,使用苦味、酸味中药以达到降低血糖的目的呢?多年的临床研究证实了此观点,总结出了"酸苦制甜"的临床降糖经验,如黄连、黄芩、知母、苦瓜等"苦"味中药,乌梅、山萸肉、酸枣仁、五味子等"酸"味中药,均能有效制衡糖尿病这一"甜病"。另外,从中医"象思维"的角度出发,有效补充体内津液含量即能稀释患者的血糖水平。中医补充津液的方法有很多种,如运用生地黄、麦冬、玄参、黄精、天花粉等养阴生津药物直接补充津液;运用黄芪、党参、白术、山药、桂枝等温阳益气健脾药物增加津液的化源和匀质化分布;运用黄芩、黄连、生大黄、知母等清热泻火药祛除"火邪"而减少对津液的耗损。总之,根据患者的整体状态选择相应的"态靶结合"药,既可以改善患者的临床症状,亦能有效降低血糖。

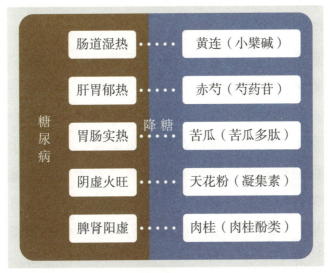

常用降糖中药

中医对调整生活方式有哪些建议

"治未病"是中医的核心思想之一,强调未病先防、既病防变。因此,中医在疾病的辨治过程中非常强调早期干预的重要性,切不可像"扁鹊见蔡桓公"之典故那样,早期不予理睬,让疾病肆意发展，以至于到疾病后期出现多系统并发症而"病入膏肓"。因此，对于糖尿病而言，首先需要"管住嘴、迈开腿"来预防"脾瘅"的发生，即在生活中要注意摄入营养和消耗营养之间的平衡，避免造成营养过剩而发生超重和肥胖。中医治病强调"治病必求于本"，好比灭灶火就须先移去木柴，去除其根本原因。对于糖尿病的早期预防，其根本就在于体重管理和合理膳食，杜绝不良生活方式。因此，预防糖尿病，一定要在生活中时时注意摄食的均衡和适量以及坚持不懈的体育锻炼，切不可纵恣口腹之欲而"胡吃海塞"，更不可因懒惰之性而"好逸恶劳"。

糖尿病患者可定期进行传统体育运动，如八段锦、易筋经、太极拳、五禽戏等，其运动强度不大、动作缓慢而协调，易被各年龄段人群接受。研究表明，八段锦作为辅助治疗，可改善糖尿病患者的糖脂代谢水平。此外，还可在泡脚时加入生姜、艾叶、桂枝、透骨草等以活血通络；在盘腿打坐时，通过压麻双腿后瞬间放松的方法促进血液微循环；坚持刮痧、按揉和敲打脾、胃经的穴位，如足三里、阴陵泉、丰隆、三阴交等穴，起到健脾利湿降浊的功效，等等。这些传统外治法能推动人体气血在体内通畅流动，促进糖尿病患者机体对血糖的吸收和利用，既可增强体质，又可防治疾病。

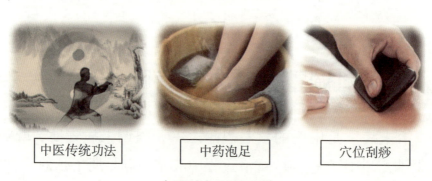

| 中医传统功法 | 中药泡足 | 穴位刮痧 |

中医特色干预手段

正确饮食也能防治高血糖

根据"酸苦制甜"理论,糖尿病前期和早期糖尿病患者可多食苦瓜、山楂、乌梅等味苦或酸的食物,也可用药食同源的桑叶、苦丁茶(3~5 g)作居家代茶饮以辅助降糖。现代医学证明,桑叶提取物通过抑制小肠 α-糖苷酶的活性而降低餐后血糖,且安全性较高;苦瓜可刺激胰岛 β 细胞的活性,通过增加胰岛素分泌而发挥降糖作用。

值得注意的是,苦寒之品易伤脾胃,故不宜长期、单独、大量食用,食用不当容易出现胃胀不舒、食欲减低、呕吐恶心等不

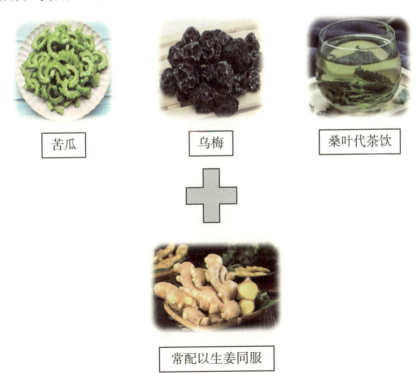

"苦酸制甜"食疗保健方

适。因此，临床多用生姜与这些苦寒药物同时服用，辛温之生姜，一是可以保护脾胃；二是辛味与苦味搭配，辛开苦降，可调畅中焦气机、改善胃肠功能。

已经用了降糖西药，还需要看中医吗

良好的血糖控制可以延缓并发症的发生，但无法完全阻止并发症的发生；并且强化降糖只对延缓微血管并发症有意义，对大血管并发症的发生没有作用。也就是说，降糖西药并不能解决所有问题。实际上，一些糖尿病并发症从糖尿病初期就有，只不过发展到了一定程度才引起我们的注意。糖尿病并发症有隐症与显症之分。隐症指没有明显症状，理化检查为阴性，但实际上此阶段的血管已受损，由于机体功能失调已有瘀滞产生。此阶段易被医患忽略，错过治疗最佳时机。中医运用治未病思想治疗糖尿病并发症疗效明显、意义深远。结合糖尿病并发症来说，就是在患者诊断患有糖尿病的同时，要考虑机体可能会产生的一些病理改变，应用中药积极预防延缓其进程；而如果并发症已形成，为了防止产生更严重的后果，也应配合中药延缓并发症的发展，提高患者生活质量。动物实验也证明，早期发现糖尿病时配合中药活血通络，可使并发症出现的时间延缓一倍、程度减轻50%。

还有相当一部分糖尿病患者，糖尿病控制良好，但仍出现冠心病、脑卒中、肾动脉硬化等全身动脉硬化表现，其罪魁祸首可能不在糖尿病，而是高血压、高血脂、高黏血症等其他因素。而

中医"多成分－多靶点"的优势对于代谢综合征的综合调治也具有很好的疗效。

中医怎样治疗血糖难控因素

血糖难控因素是指除了饮食、运动、药物外，引起血糖升高或持续不降的原因。主要包括失眠、便秘、情绪波动、急慢性感染、过劳、月经不调、疼痛等。血糖难控因素通过神经、内分泌的反馈调节，使体内升高血糖的胰高血糖素、皮质醇等拮抗胰岛素作用的激素分泌增多，而使降低血糖的激素——胰岛素分泌相对减少。如情绪波动，在外则见脾气乖戾，在内则脏气易郁，日久则由实转虚，耗伤气血阴阳。《丹溪心法·六郁》曰："气血冲和，万病不生。一有怫郁，诸病生焉。故人身诸病，多生于郁。"近十年来，中外学者一致认可精神因素在糖尿病发生发展中的作用，认为精神紧张、情绪激动以及各种应激状态使交感神经兴奋、升高血糖的激素大量分泌，生长激素、肾上腺皮质激素、胰高血糖素分泌增多导致血糖升高。

血糖难控因素的治疗原则是首先找出导致血糖居高不下的最主要因素，或为失眠，或为感染，或为便秘等。临床上，引起部分患者出现血糖难控因素的原因可能与糖尿病病机本质并不一致。如肥胖糖尿病患者，观其舌、脉及其他症状，综合实验室检查指标，可辨为痰热互结证，以小陷胸汤加减无疑。然而，其最苦于失眠之困扰，同时心烦甚，血糖亦居高不下。失眠、心烦甚是脑部阴虚火旺之象，当务之急是以黄连阿胶汤治疗脑部阴虚火旺，以消除失眠之困扰，而非清热化痰，因改善其痰热体质非朝夕之事，失眠已成为干扰降糖的重要因素，失眠不解，仅凭清化痰热之治，恐事倍功半。

中医药治疗便秘也有很大优势，临床效果非常不错。一般来说，糖尿病早期患者的便秘多属"热秘"，可服用六味安消散、牛黄解毒片、三黄片等中成药治疗；中期患者多属"燥秘"，这是由于机体转化、疏布津液的功能发生障碍所致，可服用麻仁滋脾丸、麻仁润肠丸等中成药治疗；晚期患者多属"气虚秘"，往往有便意而没有力气排出，便后乏力出汗，可服用补中益气丸、人参归脾丸、苁蓉通便口服液等中成药治疗。另外，经常摩腹、增加运动可以增加胃肠道的运转，进而避免和改善便秘的情况。针对这些难控因素，应遵循急则治标之则，应首先消除失眠、便秘等因素的干扰，血糖也会随之易于控制。

中医对糖尿病并发症大有本事

糖尿病有哪些常见并发症

（1）**急性并发症**：可见糖尿病酮症酸中毒、糖尿病非酮症高渗性综合征、乳酸性酸中毒、糖尿病低血糖症。

（2）**慢性并发症**：与急性并发症不同，慢性并发症发生和进展较为缓慢，但发展到一定阶段就难以逆转。糖尿病患者容易得的慢性并发症有三种：第一种是大血管并发症，指脑血管、心血

第一章 中医防治糖尿病

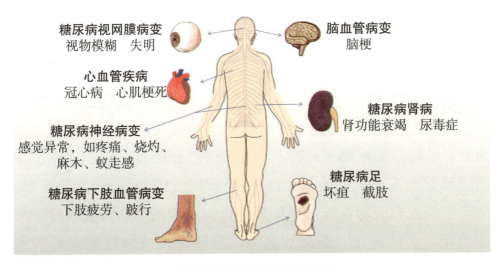

糖尿病常见并发症示意图

管和其他大血管特别是下肢血管的病变；第二种是微血管并发症，主要包括肾脏病变和眼底病变；第三种则是神经病变，包括感觉神经、运动神经及自主神经病变等。其实，人的全身都有微血管，一般认为大血管及神经病变的病理基础也是大血管和神经上的微血管病变。由于肾脏病变和眼底病变容易被查出，所以临床上所说的微血管并发症通常是指肾脏和眼底病变。

糖尿病并发症需要挂内分泌科门诊。如果出现脑血管疾病、心血管疾病、皮肤感染、眼底疾病等并发症，可以在相应的门诊部进行登记，如神经科、心内科、眼科等。然而，糖尿病最重要的治疗方法是控制血糖，从而延缓并发症的进展。因此，无论是因为高血糖还是糖尿病并发症，建议先去内分泌科门诊，然后听从内分泌科医生的建议，再转到相应的科室。

患糖尿病七八年后，为什么每年都要查眼底和尿微量白蛋白排泄率

治疗糖尿病的关键是干预治疗，即要做到"未病先防，既病防治"。也就是说，对于有易患糖尿病因素者来说，应该本着早诊断、早治疗的原则，通过早期检查、改正不良习惯、建立良好的生活方式等来干预糖尿病的发生；对于已经明确诊断的患者，应该积极配合医师，通过糖尿病教育与心理治疗、饮食治疗、运动治疗、药物治疗、糖尿病监测，延缓急性或慢性并发症的发生，使患者能正常生活、工作，享受正常的生活乐趣，这才是最终目的。血糖升高可以引发多种并发症，如糖尿病肾病、糖尿病眼病、糖尿病周围神经病变、糖尿病心脑血管病、糖尿病下肢血管病变和糖尿病足等，这些并发症成为糖尿病致残致亡的重大因素，因此，早期诊断、早期筛查对于防治糖尿病并发症具有重大意义。

糖尿病肾病是糖尿病最常见的微血管并发症之一，据统计，在病程超过25年的糖尿病患者中，20%~40%的糖尿病患者会发生糖尿病肾病，危害较大，是终末期肾病（即尿毒症）的主要原因。糖尿病肾病没有特殊治疗方法，早期发现、及早干预对阻止和延缓进一步发展为终末期肾病非常重要。微量白蛋白尿检查是目前临床上早期发现糖尿病肾病的最有效的检测手段，是糖尿病患者肾健康的晴雨表。糖尿病肾病是一个由轻到重、逐渐进展的过程，按照病程发展通常分为五期：Ⅰ期即"肾小球高滤过期"；Ⅱ期即"间歇性微量白蛋白尿期"，也叫"无临床症状的肾损害期"；Ⅲ期即"持续微量白蛋白尿期"，也叫"早期糖尿病肾病期"；

Ⅳ期即"临床糖尿病肾病期";Ⅴ期为肾衰竭期,即"终末期糖尿病肾病"。上述糖尿病肾病的Ⅰ期、Ⅱ期、Ⅲ期属于早期,如果能及时发现、及早治疗,有很大的希望使病情逆转;但若不加控制,进展到"临床期糖尿病肾病(Ⅳ期、Ⅴ期)",则患者的肾功能衰退将不可逆转而最终发展为尿毒症。但Ⅰ期在临床上实验室无法检测,Ⅱ期呈间歇性微量白蛋白尿,检测也有难度,均须作病理检查才能发现肾小球、肾小管病变。只有当发展至Ⅲ期,出现尿微量白蛋白持续性排泄增加时,才可以通过实验室检测到微量白蛋白尿(MAU),从而查出早期糖尿病肾病。因此,尿微量白蛋白检查是目前临床上早期发现糖尿病肾小球微血管病变最有效的检测手段。检查出MAU对糖尿病肾病的早期诊断、早期治疗有着非常重要的参考价值和临床意义。

糖尿病对眼睛的影响非常大,糖尿病眼底病变是对视力的最大威胁之一。糖尿病引起的失明要比非糖尿病患者高出25倍,世界上引起失明最重要的原因就是糖尿病眼病,万万不可忽视。可以说,糖尿病可影响眼睛从外到内的各种组织结构。在各种眼病中,最常见且对视力影响最大的是白内障和糖尿病视网膜病变。白内障就是晶状体变白而不透明造成的,对视力影响很大,但白内障可以通过手术根治。当然,治疗白内障的前提是必须控制好血糖及血压,若血糖及血压控制不好,术中可能发生眼底出血,术后感染或者愈合不好的机会增加。

但眼底病变可是一个大问题。糖尿病视网膜病变可分为六期,前三期称为背景性视网膜病变,经过良好的控制是可以完全恢复的;后三期则为增殖性视网膜病变,糖尿病视网膜病变到了这个阶段就难以控制其发展速度了,而且也难以逆转。如果把晶状体比做镜头的话,视网膜就是镜头后面的底片,如果"底片"坏了,目前还没有更换的可能,所以,糖尿病视网膜病变严重威胁糖尿病患者的视力,是造成患者失明的重要原因,必须积极预防、有效治疗。但遗憾的是,在背景性糖尿病视网膜病变阶段,患者自己可能全无症状,视力不受影响,此时患者对自己的眼病一无所知。一旦视力明显下降,再去检查眼底,此时往往已经进入增殖性视网膜病变期,病情已往往难以控制,失去了很好的治疗机会。因此,糖尿病患者应尽早检查眼底并定期进行复查。

中医如何认识并治疗糖尿病并发症

糖尿病并发症是糖尿病发展到一定阶段才出现的吗?不是的。糖尿病并发症从患病初期就有,只不过它发展到一定程度才引起相关症状的出现和指标的变化,才被患者和医生所发现。我们认为糖尿病并发症有隐症和显症之分,隐症指那些既没有明显症状、理化检查也为阴性的患者,但实质上这类患者的血管已经受损,已有瘀滞产生。但由于症状和指标的隐匿性,往往被医生和患者所忽视而错过最佳的治疗时机。显症是临床已有症状或理化检查已出现阳性改变的患者。但此时病已成,治疗起来就比较困难,起效也比较慢。中医讲究治未病思想(未病先防、既病防变等),其在防治糖尿病并发症方面意义深远。拿糖尿病并发症来说,在患者被诊断为糖尿病时就要同时考虑机体可能会产生的一些病理改变,积极预防延缓并发症的发生,这就叫未病先防;既病防变指并发症虽然已经发生,但为了防止产生更严重的后果而采取一系列治疗措施。因此,对糖尿病患者而言,除

第一章　中医防治糖尿病

了注意控糖，在糖尿病前期就须开始预防糖尿病血管并发症的发生，尤其针对糖尿病前期合并有高血压、高血脂、高尿酸的患者。

中医认为糖尿病的病因不外饮食不节、情志失调、劳逸失调等，这些原因都会导致气血瘀滞而形成瘀血。根据气血瘀滞的部位不同，有"脉瘀"与"络瘀"之分。我们认为"瘀"是糖尿病并发症形成的关键因素，细心的患者在检查舌头时会发现舌体上有深色斑点，舌底的脉络粗大、颜色较深，这些都是体内有瘀血的表现。如果在糖尿病治疗全程都积极采用活血化瘀法，尤其是早期，就能取得满意的疗效，延缓并发症的发生和发展，提高患者的生活质量。打个比方，血管好比一条条运河水道，而过多的血糖、血脂和尿酸好比河流中的沉积物，时间久了便越积越多，最终造成河道堵塞、河床损坏，也就意味着严重的血管并发症的发生。

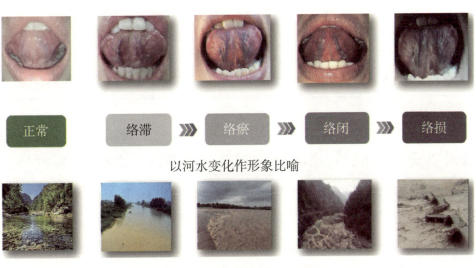

以河水变化作形象比喻

糖尿病络脉病变示意图

科学健康·综合

从糖尿病前期至糖尿病并发症期,不同程度的"络病"贯穿始终。为此,针对并发症提出"早期治络,全程通络"意识,即在"初病"的隐症阶段开始预防"治络",从早期发现血糖升高就着手糖尿病并发症的治疗。糖尿病患者可在医生指导下每日小剂量服用活血化瘀中药(如三七粉、水蛭粉或丹参粉),以清除血管"垃圾"、保护血管,从而有效延缓糖尿病并发症的出现,防患于未然。

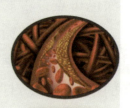

糖尿病防治血管并发症理念图

小结

最后,我们需要清楚地认识到糖尿病是一种慢性病,慢性病就需要慢病缓治、长期防控。"冰冻三尺非一日之寒",慢性病的防治贵在长期坚持,切不可操之过急,更不能抱有一劳永逸的幻想。应保持良好心态,同时定期监测血糖水平,做到有的放矢。相信通过借助中医药这样的有力武器,能使众多糖友"后备军"都免于上战场,尽早结束这场持久战!

第二章

肺结节和肺癌,您应该知道的那些事

王 俊

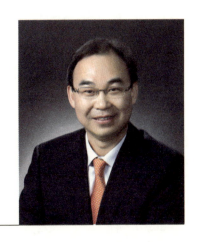

中国工程院院士,北京大学人民医院院长、主任医师、博士生导师,北京大学博雅讲席教授。长期坚持在临床一线工作,从事胸部微创手术和肺癌研究30年。1997年荣获国际胸心外科学界最高青年奖Graham Fellowship。在中国最早成功开展电视胸腔镜手术,探索出绝大多数胸腔镜手术的中国术式,并一直在手术质量和难度上居领先地位。连续25年举办全国胸腔镜手术学习班,培训了我国早期80%以上的胸腔镜医师,主持制订了胸腔镜手术国家规范,引领中国胸外科完成了从传统开胸到现代微创的转型升级。创建中国肺癌微创综合诊疗技术体系,研创出被《柳叶刀·肿瘤》杂志封面文章命名的"王氏技术",解决了中国肺癌手术的独特难题,推动了我国肺癌微创手术的普及。针对早期肺癌的系列创新研究成果被写入多项国际指南,使我国肺癌的早诊早治水平位居国际前列。

兼任国家卫生健康委员会胸外科内镜诊疗技术专家

组组长，中国医师协会毕业后医学教育胸心外科专业委员会主任委员、胸外科分会及内镜医师分会副会长，中国抗癌协会肺癌专业委员会主任委员。承担科技部科技创新2030重大项目、国家"863"肺癌专项、国家自然科学基金重点项目，北京市科委科技计划重大项目、财政部公共卫生专项等重大科研攻关课题。发表论文400余篇、中英文专著14部。先后获国家科技进步奖二等奖、光华工程科技奖、吴阶平医药创新奖等。

肺癌已经成为人类头号肿瘤杀手

肺癌,一个大家耳熟能详的癌种。作为人类头号肿瘤杀手,它是由内因(遗传因素)和外因(吸烟等致癌因素)共同导致的肺泡和支气管上皮癌变的一种恶性肿瘤。由于肺是一个重要的循环器官,其内部血流极其丰富,所以肺癌的癌细胞很容易脱落,并转移到脑、骨、肝和淋巴结等其他部位,成为晚期,是目前已知的人类恶性程度最高的几个癌种之一。

在我国,无论是发病率,还是死亡率,肺癌都高居首位。根据世界卫生组织的最新数据,我国2020年新增81万例肺癌患者,我国患者肺癌导致的癌症相关死亡数占全球肺癌死亡数的40%。

虽然目前外科手术、放疗、化疗、靶向治疗、免疫治疗等治疗手段进展迅速,但肺癌的总体五年生存率仍然较低。

肺癌的分期

肿瘤的分期是评估肿瘤严重程度的重要指标之一。分期是根据肿瘤的大小、浸润深度、范围、是否累及邻近器官、有无局部或远处淋巴结转移、有无其他远处转移等情况决定的。分期不仅是预测肿瘤生物学行为和预后的可靠指标,也为临床大夫提供了分层管理的依据,同时还是选择治疗方案、提高治疗效果的前提。

世界卫生组织按照肿瘤大小(T)、淋巴结转移情况(N)和有无远处转移（M）这三点，将肺癌分为 0 期、Ⅰ 期、Ⅱ 期、Ⅲ 期、Ⅳ 期，其中部分还细分 A 和 B 这样的小类，如 IA 期、IB 期。0 期和 Ⅰ 期的预后最好；Ⅳ 预后最差，也就是常说的晚期癌症，表示肿瘤已经从原来的病灶转移到了其他地方。目前，临床上常用的是国际抗癌联盟于 2017 年颁布的第八版 TNM 分期。临床医生会根据患者的分期决定治疗策略，为患者谋求更长的生存时间和更高的生活质量。

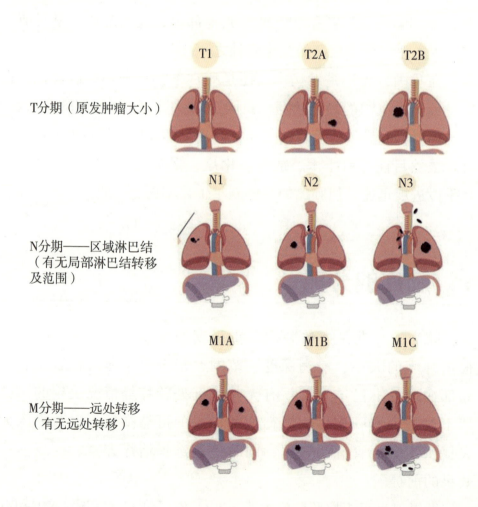

早期手术肺癌生存率显著优于晚期

肺癌死亡率这么高,肺癌治疗是不是到了山穷水尽的地步?事实并非如此。从非小细胞肺癌分期对应的生存率来看,早期肺癌生存率显著优于晚期。尤其是Ⅰ期肺癌手术后,治愈率超过80%,甚至可以达到90%以上。早期肺癌患者做完根治手术,不需要放疗、化疗,术后跟正常人一样。所以,早诊早治是提高肺癌总体治愈率的关键突破口。

胸腔镜使肺癌早诊早治从愿景变成现实

过去,一直在呼吁早诊早治,却很难落实。很大程度上是因为没有微创技术,体检发现的肺小结节,气管镜够不到,穿刺穿不到,只能通过开胸手术取活检才能明确诊断。而大多数患者因为惧怕开胸引起的创伤选择继续观察,就这样看着看着,生生把一个早期肺癌看成了晚期;而且开胸手术加上化放疗,患者的花费高、痛苦大,对生存期的改善也不尽如人意。

北京大学人民医院胸外科从20世纪90年代开始在我国率先开展创伤小、恢复快的电视胸腔镜手术,引领我国普胸外科完成从传统开胸到现代微创的革命性转变。由于胸腔镜创伤小,患者一旦发现结节马上同意接受微创手术,所以手术病例中早期肺癌的比例大幅度提高。临床数据也证明了这一点:胸腔镜组较传统开胸组早期肺癌比例增加35%,相应的5年生存率提高了43%。可见，正是胸腔镜使肺癌外科干预的关口向早期前移，推动了早治，提高了总体治愈率。胸腔镜使肺癌的早诊早治从愿景变成了现实。

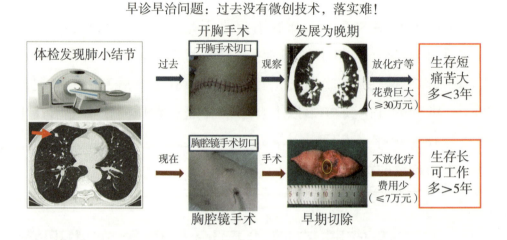

目前，国内二级以上医院基本都开展了胸腔镜手术。在部分大型医院，胸腔镜手术占比已经超过了90%。在技术层面，绝大部分胸外科手术都已能在胸腔镜下完成。我国胸腔镜手术从20世纪末21世纪初的落后于欧美国家，到如今在数量、比例、质量和难度上均超过欧美，实现弯道超车，很多欧美顶级医院的胸外科主任和年轻医生纷纷前来中国观摩手术。可以自信地说，中国胸腔镜手术的技术水平已经实现了国际领先。

新冠肺炎疫情下肺结节的处理

新冠肺炎疫情下，入院患者需要常规进行胸部CT检查以排除新冠肺炎，这一防疫措施偶然性地筛查出大量肺结节患者。据北京某三甲医院的统计报告，肺结节患者在全部接受检查人群中的比例竟高达58.9%。当然，这里面也许有一些个案的偶然因素，但也足以显示大量肺结节的检出会是疫情防控常态化下的新常态。然而，患者对肺结节的认识并不全面。在筛查中发现，高危结节的患者有40%竟不知道自己患有肺结节；在知晓患有肺结节的人群中，仅有25%咨询过胸外科医生，说明大部分患者没有得到专业医学专家的科学指导。

在此背景下，亟须通过各种方式传播准确客观的科普知识，提升民众健康素养。可以充分利用我国优越的互联网生态开展线上诊疗与科普活动，通过免费线上公益咨询，在线规范管理肺结节，减少线下就医频次。

 ## 肺结节就是肺癌吗

肺结节是不是都是肺癌？据调查，高危人群筛查中1/4（20%~30%）可以发现肺结节，但其中90%以上都是良性的，如炎性假瘤、肺结核瘤。也就是说，发现肺结节是肺癌的只占很少数。

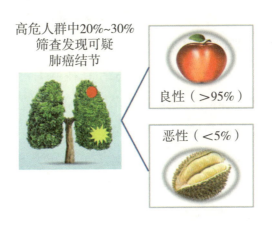

发现肺结节怎么办

得了肺结节，怎么办？莫慌张，要镇定，但也不要过于麻痹，毕竟有一小部分是恶性的。一旦没有及时发现和处理，后果还是很严重的。

- 莫惊慌，肺结节≠肺癌，肺癌可能性小，过度紧张有害身心。
- 看专科，带相关影像资料到经验丰富的胸外科、呼吸科专科就诊。
- 遵医嘱，按规范随访观察或进一步治疗，可以显著减少误诊误治或过度的手术和治疗。

 ## 可疑肺癌的结节都要马上手术吗

肺结节一旦诊断怀疑是肺癌，就需要马上手术吗？不同大小的结节以及影像学上具有不同特征的结节处理方法各不相同。

从大小上看，直径≤3cm的圆形或类圆形病灶被称为肺结节；直径≤1cm的肺结节被称为肺小结节；直径＜0.5cm的肺结节叫作肺微小结节。肺小结节和肺微小结节在胸片下均难以发现，须胸部CT检查。在国际上，肺小结节在胸部CT普查时的发现率达20%~30%，而国内报道则更多见，甚至达50%。

根据影像学中的结节密度，肺结节可分为实性结节和亚实性结节，后者也就是平时常说的磨玻璃结节（GGO）。实性结节的密度可以完全遮挡细支气管影和血管束，而磨玻璃结节的阴影密度

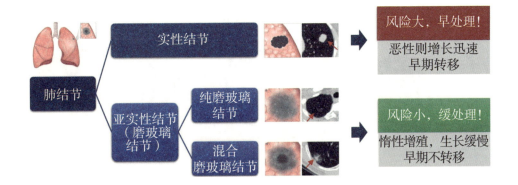

虽然较肺组织增高，但其密度却不能完全掩盖其中走行的细支气管及血管束。其中，磨玻璃结节又分为纯磨玻璃结节和有部分实性成分的混合磨玻璃结节。

怀疑肺癌的实性结节转移风险大、恶性度高、生长迅速，容易早期转移，需要尽早接受规范处理。而磨玻璃结节，尤其是纯磨玻璃结节，虽然也可能是肺癌，但其属于惰性增殖，生长缓慢，早期不转移，风险小，所以可以先观察、缓处理，选择适当时机再手术。

实性结节与磨玻璃结节的不同发展机制

可疑肺癌的实性结节常常在发现时已经侵犯了肺间质、血管等，也就是说，肺癌细胞很容易发生脱落、转移，需要尽早手术。

磨玻璃结节基本是沿着肺泡壁生长的，早期不侵犯间质和血管。理论上讲，纯磨玻璃结节转移的风险为0。

但是，磨玻璃结节也是在不断进展的，如果发展成混合磨玻璃结节或者有相当大的实性成分，就表示已经浸润到肺间质，风险会增高，需要特别注意。

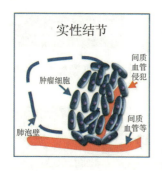
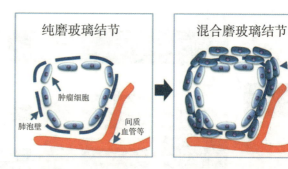

实性结节：风险大，早处理

下面，以临床真实案例说明实性结节的风险大，应尽早处理。

● **小结节，大转移**。某位患者体检发现肺小结节一个月，直径 1.2 cm，诊断可能是早期肺癌。因为结节位置较深，采用胸腔镜右肺上叶切除，病理显示为肺腺癌，肺门纵隔淋巴结广泛转移，为局部晚期肺癌。这是典型的小肿瘤、早转移。

● **实性小结节增长迅速**。另一位患者也是体检中发现肺实性小结节，直径不足 1 cm。6 个月后复查，结节明显增大至 3 cm，PET-CT 显示高代谢，显然这可能是肺癌。手术行胸腔镜左肺上叶切除术，病理同样显示：肺腺癌，肺门纵隔淋巴结转移，局部晚期肺癌。说明这是一个生长极快的恶性肿瘤。

磨玻璃结节：风险小，缓处理

磨玻璃结节大多数生长缓慢。某患者 2012 年发现磨玻璃结节，

4年后才发现有显著变化，8年后才出现明显的实性成分，胸腔镜手术病理显示：早期浸润性腺癌（腺泡型），淋巴结没有转移。8年了，还是早期肺癌。说明发现磨玻璃结节可以不必恐慌。

如何认知磨玻璃结节

磨玻璃结节病灶只有很少部分是肺癌

磨玻璃结节可见于肺部炎症、出血、水肿、局灶性肺纤维化或肿瘤等多种疾病。有一些磨玻璃结节可能是由肺泡局限的炎症而表现出来的磨玻璃影，并不是一个结节。在复查胸CT，或者口服短时间的抗生素后复查胸CT，就发现病灶缩小或者消失了，减少了不必要的手术伤害。大约30%的原发磨玻璃结节会自然吸收，尤其是纯磨玻璃结节，随访中增长的比例仅为5%~10%，仅占很少数，大部分纯磨玻璃结节是保持不变的。某位患者10年前发现了一个纯磨玻璃结节，其间规律复查，结节一直稳定。该患者在这10年中只需要每年接受一次胸部CT平扫，并不需要承受胸部微创手术的创伤、风险和并发症。

即便磨玻璃结节是肺癌，绝大部分也是早期的、温柔的

2011年，国际肺癌研究学会、美国胸科学会、欧洲呼吸医学会共同发布的标准将肺腺癌分为浸润前病变、微浸润腺癌、浸润性腺

癌。其中，浸润前病变分为非典型腺瘤样增生和原位腺癌；浸润性腺癌包括附壁生长型、微乳头型、乳头型、腺泡型以及实体型等。这其中，由浸润前病变、微浸润腺癌到浸润性腺癌是一个病理学加重的演变，在生物学行为上则是恶性程度加重的演变。以磨玻璃结节为表现的肺癌病理学亚型多数是浸润前病变（非典型腺瘤样增生或原位腺癌）或微浸润腺癌，只有少数情况为浸润性腺癌（如肿瘤直径较大、实性成分较多、生长时间长等）。大多数以磨玻璃结节为表现的肺癌恶性程度很低，并且生长速度非常缓慢，呈惰性生长。磨玻璃结节肺癌的体积倍增时间可达3~5年，而实性肿瘤仅需100~400天即可实现肿瘤体积的翻倍。相比之下，以磨玻璃结节为表现的早期肺腺癌即使需要手术干预，也不必惊慌，手术窗口期很长。在规范随访下，两次检查的间期也不会导致转移扩散，规范的随访观察是很安全的。

肿瘤性的磨玻璃结节是缓慢进展、加重的

当高度怀疑肺癌的情况出现，如实性成分增加、结节增大、持续存在的实性成分≥6mm等，可考虑外科手术干预，以获得明确的诊断和切实的治疗。但如果放任其生长，某些肿瘤性磨玻璃结节的体积和密度会逐渐增大，进而转变为伴有实性成分的磨玻璃病灶甚至实性病灶，危害健康。

磨玻璃结节的分子机制

为进一步理解磨玻璃结节的生物学行为，通过对磨玻璃结节

进行包括基因组、转录组、免疫组库等检测，同时结合影像学三维重构技术，进行了磨玻璃结节多维度的分子特征分析。研究结果显示，与实性肺癌相比，磨玻璃型肺癌肿瘤负荷低，释放更少的肿瘤相关新抗原，且存在较少的免疫逃逸，更少释放循环肿瘤DNA入血，处于一种免疫平衡阶段；并从单细胞水平发现磨玻璃型肺癌抗肿瘤固有免疫受损，而适应性免疫功能良好。从而全面揭示了磨玻璃肺结节惰性生长的分子机制，证实对GGO型肺癌可以选择较传统肺癌更加保守的管理决策，为此类患者的诊治提供了重要参考。

现在都有哪些诊断肺结节的方法

肺结节有可能是癌症，也有可能是炎症或其他良性病变。那么，应该如何辨认肺结节属于哪一种呢？检查方法分为无创和有创两种。无创检查包括X线、CT、PET-CT等影像学手段和肿瘤标志物等实验室检查。它们几乎不会对患者造成伤害，但同时也因没有直接获取到结节组织，在敏感性上略有欠缺。有创检查包括CT引导下穿刺活检、电子支气管镜检查、支气管内超声引导针吸活检术等。它们的准确性更高，但检查的同时会给患者身体带来一定的伤害和并发症。医生力求利用有限的检查方法，在对患者造成最小伤害的前提下，获得准确性最高的结节信息，获悉结节的良恶性。

虽然检查方法众多，但如果各种检查众口不一，是否有一个能一锤定音的"权威"呢？肿瘤的临床医学诊断一定是以病理学为金标准的。打个比方,影像学(胸部 CT 等)发现的是"疑犯的影子"和"犯罪的蛛丝马迹",而显微镜下的病理才是"定罪的公堂"。然而,绝大多数病理诊断是依靠手术切除标本诊断的,其他的病理学检查方式(穿刺、痰细胞检查等)受限于肿瘤体积太小或技术的准确性而难以实现。

为进一步提高诊断肺结节的准确性,王俊团队利用临床基本信息和影像学资料构建出首个国人肺结节良恶性预测的北大数学模型(PKU 模型)。该模型在多中心独立验证中的诊断效果甚至优于国际上广泛认可的两种同类型早期诊断模型,并在国际指南中作为判断结节良恶性的方法推荐使用。同时,在此基础上进一步完善,构建出用于预测多发结节性质的 PKU-M 模型,准确性进一步提升,诊断效果优于其他多种机器学习模型。

 ## 早期肺癌筛查利器

目前明确需要进行肺癌筛查的是肺癌高风险人群。尽管各指南对高风险人群的定义有轻微偏差,但总体而言,年龄大于 50 岁并符合以下条件之一者会被归为肺癌高风险人群。

(1)吸烟:吸烟包年数 ≥ 20,包括曾经吸烟包年数 ≥ 20,但戒烟不足 15 年〔吸烟包年数 = 每天吸烟的包数(每包 20 支)× 吸烟年数〕。

(2)被动吸烟:与吸烟者共同生活或同室工作 ≥ 20 年。

(3)患有慢性阻塞性肺疾病。

(4)有职业暴露史(石棉、氡、铍、铬、镉、镍、硅、煤烟和煤烟尘)至少1年。

(5)有父母、子女及兄弟姐妹确诊肺癌。

对于肺癌高风险人群,建议每年进行低剂量螺旋胸部CT检查(LDCT)。LDCT可以检出尚未远处转移、无或仅有局部浸润、直径<1 cm的周围型小肺癌,其中80%~90%可以通过手术方式切除,无须后续放化疗。LDCT的辐射剂量低、扫描速度快,与胸片相比,LDCT筛查可降低20%的肺癌相关死亡率。

然而,LDCT仍有假阳性率高、筛查人群局限等诸多问题。为此,王俊团队率先开展了早期肺癌的液体活检系列研究,通过从外周血中寻找肿瘤组织脱落的循环肿瘤DNA(循环肿瘤DNA携带有原发肿瘤的遗传信息),对其进行基因、甲基化等检测,可以实现肺癌精准、无创的早期诊断,并可以进行术后实时的预后评估,改进了临床随访方式。

磨玻璃结节治疗决策:客观、理性、个性化

磨玻璃结节到底要不要手术?需要何时手术?国内外的指南对结节切除的标准大同小异,均从结节的性质和大小两方面进行评估。一般对纯磨玻璃结节的容忍度较大,只要没有明显增大或出现实性成分,直径达到10~15 mm才是手术标准。而对混合磨玻璃结节及实性结节,需要手术干预的结节大小阈值则更低。除了初诊时的结节大小,肿瘤增大速度也是需要关注的重点。在动态观察过程中,如果结节内部出现实性成分或实性成分增大2 mm以上,建议

进行活检或手术。绝大多数指南认为，即使不考虑实性成分，结节总直径增大2 mm以上，也应手术处理。但国内外的肺癌管理指南有一些差别，对于纯磨玻璃结节的手术指征，美国的NCCN肺癌筛查指南将标准定为20 mm，日本的CT筛查学会指南为15 mm，而中国的肺结节诊治中国专家共识将此标准定为10 mm，对肺结节的处理指征相对宽泛。

在判断磨玻璃结节手术时机时，需要客观、理性对待，并给予个性化处理。

● **客观**：实性成分超过5~8 mm，或者随访证实有明显增长，需要接受微创手术切除。

● **理性**：磨玻璃结节一般增长缓慢（尤其是＜5 mm的纯磨玻璃结节），对生命不会构成威胁，所以可以定期复查、长期随访。

● **个性化**：虽然磨玻璃结节危害不大，但有些患者很焦虑，由此造成精神、身体状况非常差。显然，这并不是疾病而是心理精神因素造成的"身体崩溃"。所以，临床医生要根据肿瘤风险、患者精神现状和人格特征，以"患者"为中心，而非以"结节"为中心，个体化把握肺结节手术指征。

■ 客　观：实性结节合并恶性征象
　　　　　磨玻璃结节实性成分＞5~8 mm／明确增长
　　　　　微创手术局部切除
■ 理　性：增长缓慢（尤纯磨玻璃结节），可长期随访
■ 个体化：肿瘤风险+精神现状+人格特征
　　　　　以"病人"为中心，而非以"结节"为中心

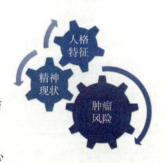

发现肺结节该如何进行随访呢

肺结节按照大小和影像学下的结节性质,应采取不同的随访策略。具体随访间隔应严格遵医嘱,切勿盲目放宽随访间隔,导致结节恶化时未及时发现,酿成大祸。

在随访过程中出现新的结节怎么办

在长期随访过程中,很可能会出现新发结节。此时,需要按照上面的处理原则,判断新的结节是否需要干预。如果在同侧肺中,新旧结节可以在手术时一并处理;如果不在同侧肺,则优先处理需要干预的结节,稳定的结节可以继续随访。

下面以一个案例来说明。某患者在 2011 年发现了一个磨玻璃

实性结节
- <6 mm:6~12个月复查CT →常规年度随访
- 6~8 mm:6个月复查CT →常规年度随访
- \>8 mm:高危→考虑干预 低中危→3个月复查

纯磨玻璃结节
- <6 mm:无须随访 或12个月复查CT
- ≥6 mm:6~12个月复查CT →12~24个月复查

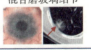

混合磨玻璃结节
- ≤8 mm:3个月复查→6个月复查→12个月复查→每年复查
- \>8 mm或实性成分>6 mm:3~6个月复查CT →持续存在,考虑干预

注:1.合并肺癌高危因素患者可适当缩短随访间期。
2.推荐使用薄层CT(≤1.25 mm)扫描进行随访。
3.亚实性结节可适当考虑经验性抗菌治疗。

小结节，定期随访，直到 2018 年仍旧稳定。2019 年复查时发现，长期随访的结节较 2018 年并没有增长，但在这个结节邻近发现了一个新发的、直径更大的磨玻璃结节，并且在口服抗生素后复查，发现结节并没有消失。随后，医生决定采取微创胸腔镜手术干预，将这两个结节一并切除。术后病理表明：稳定存在的结节是微浸润性腺癌，而新发结节却是一个浸润性腺癌，新发结节的危害性比稳定存在的结节还要大。而这位患者因为随访时间足够长，等到有危险的结节都出现了，只用一次手术就解决了多个结节的问题。这就好比，两军对垒，我方弹药有限（有限的肺组织），如果只是一个敌人过来就开枪（胸腔镜手术），未免浪费，等到多个敌人都出现，尤其是后出现的敌人可能更危险，这个时候再主动出击（胸腔镜手术），就能一举消灭更多的敌人。这个策略在多发磨玻璃结节的患者中尤其适用，需要用长时间的随访来确认到底哪些磨玻璃结节是需要干预的以及需要优先干预的，而哪些是不用牺牲肺组织可以切掉的磨玻璃结节。

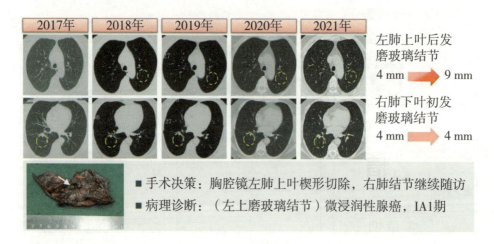

肺结节的切除方法都有哪些

目前,胸部微创手术能够解决绝大多数的肺内磨玻璃结节,手术方式包括局限性肺切除(楔形切除术、肺段切除术)、解剖性肺叶切除等。但是对于一些复杂情况(如胸膜腔严重粘连、术中严重出血等),仍然有开胸手术的可能。

楔形切除	肺段切除	肺叶切除
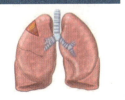	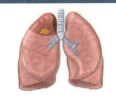	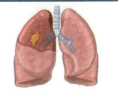
■ 周围型肺良性结节 ■ 周围型肺癌: ➢ 早期肺癌(尤GGO) ➢ 多原发肺癌(非同一肺叶) ➢ 肺功能不能耐受肺叶切除 ■ 肺转移瘤	■ 早期肺癌 ■ 多原发肺癌(非同一肺叶) ■ 位置深在的肺转移瘤/良性结节	■ 肺癌:浸润性肺癌标准治疗方式,局部切除后,术中快速病理,明确诊断后补充肺叶切除 ■ 其他肺部恶性肿瘤 ■ 难以局部切除的肺转移瘤/良性结节

 什么情况下不能做微创手术

胸腔镜微创手术创伤小、预后好,具有众多优势。随着微创手术技术的不断进步,很多既往胸腔镜手术的禁忌证(如胸膜广泛粘连等）都已经不再是禁忌。除了极少数体积特别大或跟大血管和脏器粘连过于紧密的肿瘤，绝大部分既往需要开胸进行的手术，现在都能在胸腔镜下完成。

对于早期肺癌，国际指南已公认首选胸腔镜手术治疗。但对于进展程度更高的肺癌，相比开胸手术，胸腔镜是否有切不干净的风险呢？局部进展期肺癌电视胸腔镜手术与开胸手术的对比研究结果显示，胸腔镜无论在围手术期效果还是远期预后，都有不劣于甚至更好于开胸手术的数据，证实了胸腔镜在可切除的各期肺癌中都是更好的选择。

技术突破攻克中国肺癌微创手术独特难题

手术仍是迄今治愈肺癌最主要的手段。然而，中国的肺癌患者由于既往感染等原因，肺门大血管旁常被这些异常增生肿大的良性淋巴结包绕，手术难度远高于肺门相对干净的欧美患者。若采用欧美粗糙的钝性技术分离血管，极易造成致命性大出血，这正是中国肺癌胸腔镜手术的独特难题，也是开展滞后的根本原因。

为解决这一难题，王俊团队经过反复的术式优化，最终找到了解决方案——那就是将欧美的经两个切口、双臂平举的悬空式操作手法改为独创的经单一切口的同向双交叉手法。操作时，术者双手自然置于胸前，如篆刻手势，力臂短，重心低，操作起来更舒适、稳健、精确，能够胜任十分精准地打开薄如蝉翼的血管鞘膜这样高难度和高风险的手术解剖，从看似最危险的血管鞘内将大血管处理掉，从而有效地避免了欧美粗糙的钝性分离方法可能造成的大出血,一举解决了这一独特难题。2015年《柳叶刀·肿瘤》的封面文章首次将该项手术技术称为"王氏技术",并评价该技术解决了中国肺癌患者因淋巴结多、粘连严重等增加手术风险的技术难题,促进了中国肺癌微创手术的普及。王氏技术应用效果与美国同期数据相比,中转开胸率下降56%,围手术期死亡率下降60%,淋巴结清扫个数增加了79%。随着该技术的普及,中国肺癌的胸腔镜手术比例超越欧美国家,达到国际领先。王氏技术也被多个国际指南推荐或引用,获得了较高的国际认可度。

以王氏技术为核心的中国肺癌微创综合诊疗体系,显著提高了我国肺癌诊疗水平,使更多的肺癌患者能够在疾病早期获得准确的诊断和彻底的治疗,从而摆脱病魔、重获健康。

小磨玻璃结节切除难题:切不着

虽然肺内磨玻璃结节不是"凶神恶煞",但并不意味着手术绝对简单。小磨玻璃结节又小、又软、又深,摸不到、看不见,术中定位极其困难,是个国际难题,常常因切不准,就只能切掉很大的肺组织。这就需要术前的定位辅助。

为此,王俊团队探索并独创了"微线圈拖尾定位法",术前在CT引导下将微线圈精准地放在结节旁边(并不触碰结节),让其变实变硬,拖个尾巴上来,变成可触可视状态,解决了微小肺结节定位的国际难题,引导切除成功率达98%,且此种方法并发症少、痛苦轻。

科学健康·综合

临床难题

■ 肺小磨玻璃结节：质软，体小，深在术中定位极其困难国际难题 ➡ 切不着

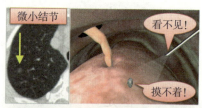

临床探索

■ 首创"微线圈拖尾定位法"

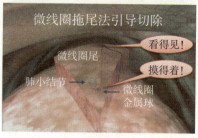

多发实性肺结节就是肺癌晚期吗

近几年，以多发结节为表现的肺癌越来越多，约占肺癌的 20%，临床处理起来非常棘手。按照结节性质，可以具体分为多发实性和多发磨玻璃结节。

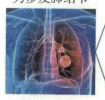

约20%肺癌为多发肺结节

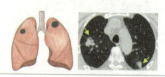

多原发肺癌或肺癌转移？

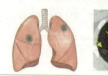

目前共识认为多原发肺癌

过去大多认为多发实性结节是转移癌,即为晚期癌。然而,这两者的治疗方案和预后截然不同。如果临床上将多原发肺癌误诊为肺转移癌,那将会使这部分患者失去根治机会,反之就会造成过度的手术治疗。但是,迄今为止,多原发癌诊断指南还是基于临床标准制定的,陈旧且缺乏权威性,误诊误治率很高。如果要明确诊断,需要双侧开胸,创伤巨大,患者也大都拒绝。但现在胸腔镜手术取代了开胸手术,使患者能够接受双侧胸腔镜手术。手术后临床医生发现,其中相当一部分多发结节分布于两肺,彼此之间病理亚型不同,淋巴结阴性,属于多原发早期肺癌。所以说,胸腔镜手术使部分"假晚期"患者获得长期生存甚至治愈的机会。

如何处理多发磨玻璃结节?切得越多越好吗

多发磨玻璃结节一般是多原发早期肺癌,微创手术效果很好,所以,外科大夫治疗的原则之一就是要最大限度地切除肿瘤。除了优先处理主要结节,也要兼顾切除次要结节,尽量同期将一侧肺结节切干净。

但是人的肺是不能再生的。治疗的最终目的不是结节的切除,而是延年益寿。有的结节位置很深,就会因切的肺组织过多而造成呼吸功能受限,影响生活质量;而且患者在未来还可能长出新的结节,如果手术切的肺组织过多,在以后的治疗中就很被动。所以,医生更应该客观理性地考虑患者的生活质量,切掉危险结节即可,不必追求切净结节,最大限度地保留肺功能。

手术会影响肺功能吗

肺结节切除的时候，不可避免地会同时切除部分正常肺组织。那术中肺组织的损失是否会对术后的日常生活造成影响呢？

正常人的肺具有一定的代偿功能，术后剩余的肺叶肺段并不受影响。剩余的部分会加强通气换气，以弥补损失的肺功能，从而维持正常呼吸。对于一个肺功能相对正常的人来说，即使在特殊情况下需要完全切除单侧全肺，都是能够耐受的，也能够适应日常的生活。

 ## 怎样才算好的肺功能

对临床医生而言，评判肺功能的好坏需要依靠专门的机器评估。肺功能包括肺活量、肺总量、残气量/肺总量、一秒用力呼气量等一系列指标，每一项都有具体的正常指标去评判。而对于术后出院的患者来说，可以通过一些小实验来粗略地判断自己的肺功能。憋气时间在 20 秒以上，可以吹灭 10 cm 外的蜡烛，以正常速度爬两三层楼不会出现气急或胸闷，都说明肺功能尚可。但如果想科学全面地了解自己的肺功能，需要去医院做专门的检查。

 ## 肺癌术后如何提高肺功能

虽然人的肺具有一定的代偿功能，但手术仍然会降低患者的肺功能，有可能导致术后出现不同程度的胸闷、气短、气喘，严重时甚至会出现呼吸困难。做完手术后，患者要积极进行呼吸功能锻炼，有助于提升肺功能、促进病情康复。那么，肺部手术后如何进行呼吸功能锻炼？

1. 咳嗽咳痰

一些患者手术后因为伤口疼痛刺激而害怕咳痰咳嗽，担心咳嗽会引起伤口裂开。其实，这是不必要的担心。保持有效咳嗽咳痰对肺功能恢复起着至关重要的作用，尤其是做到深部咳痰，即调整呼吸方式，进行腹部深呼吸，连续进行数次，用腹部力量将痰咳出。

2. 适度锻炼

根据病情严重程度和年龄进行运动训练指导，可选择慢跑、爬楼或打太极拳，每次运动30分钟，每周运动3~4次。锻炼不可急于求成，应根据身体状况逐渐增加运动量。

3. 腹式呼吸

腹式呼吸的具体方法是肩膀放松，手放在肋骨旁，吸气时要明显感觉两边肋骨和腹底向上升起，呼气时自然放松。注意呼吸节律缓慢深长，呼吸时间不能太长，也不能用力呼吸，防止出现憋气喘气或支气管痉挛。

4. 缩唇呼吸

首先肩膀放松，用鼻子吸气，双唇合起且留下一小细缝，让空气从唇间慢慢呼出，也就是平时说的鼻吸嘴呼。一定要注意动作缓慢，并把所有空气全部呼出，这样可以减轻因为气管狭窄而引起的气促。

5.吹气球

吹气球可以有效锻炼肺功能，打开闭合的小气道，排出肺内残留气体，有助肺复张。同时，也有利于胸腔内残留液体从引流管排出。方法是深吸一口气，将气球慢慢吹大，直到吹不动为止。吹气球的要点不在于吹得快或者吹得多，只要尽力把气吐出即可。

做完手术，肺癌就算治好了吗

肺癌治疗并不只有手术，术后医生会根据手术标本的病理结果，再次对患者的癌症进行病理评估和分期。部分分期靠后的患者还需要进一步接受后续的辅助治疗，如放化疗等。非小细胞肺癌分期在Ⅱ期及以后的患者以及所有小细胞肺癌患者，都需要在术后接受几个周期的化疗、靶向或免疫治疗。

每项治疗都不是轻而易举的事，患者有可能在治疗过程中出现不良反应或并发症，但后续的治疗是将体内癌细胞根除的必经之路，能有效提高患者生存率、减少未来复发风险。

此外，所有术后患者应保持密切随访。对可能术后复发的肺癌患者，通常可以通过完善的随访计划在早期就发现复发的蛛丝马迹，进而选取合适的药物及时治疗。

90岁老人得了肺癌，能不能不手术不化疗

根据中国癌症中心统计，老年人发生肿瘤的风险显著高于年

轻人。然而，无论是手术还是化疗，治疗本身都会对患者的身体造成一定损伤。那么，老年患者是否有必要接受手术或化疗？

临床决定的治疗方案不单单由肿瘤的分型和分期决定，还需要根据患者的情况综合判断，遵循差异化和个体化的治疗原则。在面对老年患者时，均需认真考虑以下因素。

（1）**耐受性**：患者对手术的耐受性、各器官功能对药物的适应力以及抵御手术创伤、化疗不良反应的能力、心肺功能是否能经得起手术治疗，这些都需要在治疗前认真评估。

（2）**基础疾病**：老年人通常还有一些基础疾病，如常见的糖尿病、高血压、心脏病等。术前需要充分考虑是否会对治疗产生影响。

老年人如果身体状况无法耐受手术和化疗，临床上还可以选取放疗、免疫治疗、靶向治疗等方法，或者采取综合治疗。绝不能因为害怕手术或化疗拒绝就医，延误治疗时机。临床医生会根据患者的情况，帮助选择对患者最有利的治疗方案。这种个体化治疗方案更能够满足老年患者的健康诉求，提高生活质量并有效地延长生存期。

为什么需要临终关怀？如何进行临终关怀

痊愈是每个患者来到医院最希望看到的结局，诚然，这也是医生所期望的，但这种期待并不总能如愿。痊愈，并不是医生本来的职责，医生最初的目的是延长患者的生存时间、改善生活质量。在某些广泛转移的晚期肺癌患者中，手术和放化疗对他们而言非但利处不大，反而比不上治疗带来的伤害。与其让患者在疾病和治疗的双重痛苦中度过仅有的生命，不如将医疗目的转换为减少病痛，让他们舒适、不留遗憾地度过生命中的最后一段时光，让生命带着尊严谢幕，这就是临终关怀。

做好临终关怀需要注意以下几点：

（1）**做好心理护理**：患者从知情到临终通常分为5个心理阶段：否认期、愤怒期、协议期、忧郁期、接受期。临床工作者应倾听患者的主诉，深入浅出地讲解病情、疏导思想，给患者建立一个积极的思想状态。

（2）**缓解症状**：疼痛是晚期肺癌患者普遍存在的症状，并且在很大程度上影响生活质量。让患者认识疼痛产生的原因并学习控制方法是很重要的。镇痛药物、深呼吸、音乐疗法都是缓解疼痛的有效手段。除此之外，改善呼吸功能也必不可少，保持呼吸道畅通，必要时及时吸氧。

（3）**基础护理**：在生命的终末，很多患者由于疾病无法独立完成生活起居。护理人员应协助患者完成基本生活需求，包括口腔、皮肤等日常卫生护理。

（4）**营养支持**：晚期癌症患者由于长期消耗，营养状态往往较差；终末期患者还常有呕吐、恶心等消化道症状，医生应主动解释原因，减轻患者焦虑心理。在营养方面，应补充患者基本需求，在此基础上满足患者的个人口味需求。尽量满足患者的饮食要求，切勿强迫进食，否则有引起呕吐、窒息的风险，也严重影响患者的生活质量。鼓励少食多餐，有利于增加肺癌患者的食欲和食量，促进消化吸收，为患者创造良好的进食状态。但是肉、蛋、奶等高蛋白的食物不能进食太多，以免加重患者肝肾负担。力争经口进食，不能进食者遵医嘱补充能量合剂，给予鼻饲或完全肠外营养，保证营养供给。

（5）死亡教育：直面死亡是对生命最后的善待。医护人员应适时进行死亡教育，帮助患者在面对死亡时建立良好的心理支持，正确理解生命的完整和本质，做到有温度的医学。

哪些人容易得肺癌

肺癌有很多高危因素，具有这些高危因素不一定会得肺癌，但风险比正常人群高出许多。恶性肺结节的高危因素可以概括为一家、二病、三接触。

- **一家**：一级亲属得肺癌，其患肺癌的风险较其他人高 9 倍。
- **二病**：慢性阻塞性肺疾病及肺纤维化患者的肺癌发病风险增高。其中，1/3 的慢阻肺患者患有肺癌。

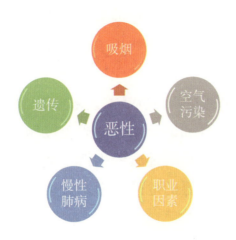

● 三接触：①吸烟及二手烟：吸烟者比不吸烟者患恶性肺结节的概率高约10倍；长期暴露于二手烟，肺癌风险增加20%~30%。②空气污染：1 m³ 空气中的 2.5 PM 每增加 5μk，患肺癌的风险增加 18%；空气污染还包括厨房油烟、柴油机尾气等。③接触与肺癌密切相关的致癌物，如三氧化二砷、铬、石棉、氡、镍、镉、铍、二氧化硅等。

肺癌会传染吗

肺癌与大多数肿瘤一样，并不会传染。因此，在日常生活中没必要谈癌色变，将肺癌患者的衣食用品全部隔离起来。此举非但没有必要，还会加重肺癌患者的心理负担，对患者的康复造成影响。

有肺癌家族史该怎么办

肺癌家族史属于患病的高危因素。一级亲属得了肺癌，那么肺癌的发生率会增加一倍；而如果二级亲属中有人得了肺癌，肺癌的发病风险会增加30%。虽然无法改变自己的基因，但家里有肺癌患者的人群可以通过调整生活方式来预防肺癌。

比如避免污染大气和油烟摄入，避免接触石棉、氡等有害物质，不吸烟及二手烟，保持健康的生活习惯，定期体检。养成良好的生活方式，远离外界的危险因素，在很大程度上可以预防肺癌的发生。

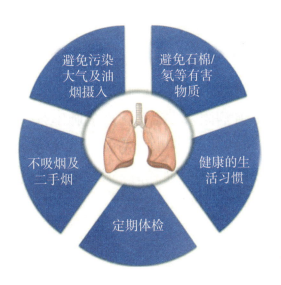

有没有无症状的肺癌

肺癌的临床症状与肿瘤的部位及大小、是否侵犯周围器官组织、有无转移等情况密切相关。由于肺泡没有感觉神经,无法感受到疼痛,所以早期肺癌常无明显临床表现。个别患者即使进展到中晚期,也没有什么明显症状,这对肺癌的早诊早治提出了巨大的挑战。

最近常咳嗽,会是肺癌吗

咳嗽是肺癌的常见症状之一,但在可能导致咳嗽的病因中,肺癌却排在十名开外。随着病情进展,肺癌可能会出现一系列症状,其中较为早期的症状可有:①**咳嗽、咳痰**:多数为干咳,无痰或少痰；②**咯血或痰中带血**：多数为间断发作，为痰中带血丝或血点，大咯血少见；③**胸痛**：多数为隐痛；④**胸闷气短**：原因可能是肿物堵塞支气管造成肺段或肺叶不张，肺活量降低；⑤**发热**：常为低热，原因是肿瘤阻塞支气管，造成肺不张、阻塞性肺炎。

除了上述症状，肺癌还可能表现为肺外症状或副癌综合征，如腰背疼痛、骨关节疼痛、血钙升高等。上述症状均非肺癌独有，肺炎、支气管扩张均可引起类似症状。

如何及早发现肺癌

肺癌在早期常作为无症状的疾病悄悄潜入人们的生活。那么，应该如何在早期阶段发现肺癌呢？

首先，当出现干咳、咯血等症状时，需警惕肺癌的可能，及时就医，明确病因。其次，按时体检，一般体检中的 X 线或胸部 CT 也能起到筛查肺结节的作用。X 线是从二维层面观察肺部形态，如果结节很小、实性程度不高，有很大可能无法从 X 线上发现，但 X 线辐射剂量小、操作快速便捷，应用起来非常方便。而 CT 是将肺部逐层扫描，敏感度更高，但辐射剂量远高于 X 线，操作起来也有一定难度。二者都可以发现肺结节，各有利弊。对于肺癌高发人群，建议每年进行一次 LDCT 筛查。LDCT 是 CT 的一种，但辐射剂量更小，成像效果略逊于 CT，但也足以发现肺小结节的功能。对需要长期规律检查的人群来说，是不错的选择。

关注肺癌早期症状，按时规律体检，可以及早发现肺癌，实现早期处理。

烟草与肺癌

吸烟会使肺癌的发生风险成倍增加,是肺癌的第一诱因。吸烟对肺部的影响并非一蹴而就,而是具有累积效应,越早开始抽烟、抽烟的时间越长、吸烟量越多,患肺癌的风险也就越大。对于那些长期吸烟的人来讲,肺癌足可以称得上是烟草养出来的癌。

然而,并不是自己远离烟草就万事大吉了,二手烟也同样危险。长期接触二手烟的人群患肺癌的风险也会相应增加,不吸烟的肺癌患者大约 15%~35% 可归因于二手烟。

对健康人群来说,远离烟草可有效减少肺癌发生。那对于长期吸烟的人是否已无挽救措施了呢?实际上,何时戒烟都不算晚!人在戒烟后,肺功能损伤比吸烟时减少 80%,及时戒烟可有效防止损伤进一步恶化。

肺癌患者在饮食上需要注意什么

民间总说得了癌症不能吃"发物",但所谓"发物致癌"的观点并没有严谨的科学证据,难以断定食用这些食物会导致病情加重。

在肺癌治疗过程中,由于肿瘤本身的消耗作用,加之治疗过程中可能出现的口腔溃疡、食欲不振,尤其是晚期肺癌患者会出现营养不良的情况,严重影响患者恢复。因此,科学的营养支持对于肺癌患者尤为重要。建议适量补充优质蛋白,保证蔬果摄入,少吃烟熏油炸食品,禁烟酒。只有保证充足的营养,患者才有足够的体力与癌症抗争,同时也能够撑过治疗带来的不良反应。

 小结

肺癌的防治离不开以下三点:
- **提倡"三早"**:即早筛、早诊、早治,提高肺癌总体治愈率。
- **首选微创**:胸腔镜切除是早期肺癌首选的手术方式。
- **刻度 + 温度**:客观、理性、个性化处理肺磨玻璃结节、多发结节,要体现人文关怀,让患者最大化受益。

第三章

近十年来关于乳腺癌知识的更新

徐兵河

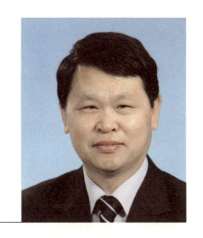

中国工程院院士，肿瘤内科专家，医学博士。现任国家新药（抗肿瘤）临床研究中心主任，曾任中国医学科学院肿瘤医院内科主任。兼任中国抗癌协会肿瘤药物临床研究专业委员会主任委员、乳腺癌专业委员会名誉主任委员，中国医师协会内科医师分会副会长。

长期致力于乳腺癌关键技术研究与抗肿瘤新药研发。在分子分型与个体化治疗、肿瘤耐药、筛查早诊等方面作出突出贡献，解决了个体化诊疗领域的多个难题，建立了个体化诊疗新方法、新模式和新策略，显著提高了患者生存率，引领我国乳腺癌实现个体化精准诊疗的重大转变。通过从建立临床试验平台到牵头国际和国内多中心临床试验与转化研究，推动我国抗肿瘤新药创制及走向国际。以通讯或第一作者在 *Nature Medicine*、*JAMA Oncology*、*Cancer Cell*、*Lancet Oncology*、*Journal of Clinical Oncology* 等国内外杂志发表论文 400 余篇。主编教材及专著 15 部，牵头制订我国规范和指南 19 部。研究成果写入23部国内外指南，以第一完成人获国家科技进步奖二等奖、何梁何利基金科学与技术进步奖、全国创新争先奖、药明康德生命化学研究奖杰出成就奖、省部级奖10余项以及国家发明授权专利10项。

乳腺癌超过肺癌,成为全球发病率第一位的恶性肿瘤

由于发病率持续上升,在2020年,全球乳腺癌患者数达到226万,超过肺癌220万,成为全球第一大癌症。这可能与现代社会的生活方式相关,比如高脂肪、高热量饮食,肥胖,缺乏运动等。在我国,乳腺癌也是女性发病率最高的癌症,且发病率仍在快速上升;农村地区发病率整体低于城市,但上升速度更快。

乳腺癌已成为治疗效果最好的少数癌症之一

随着诊疗水平的不断提升以及筛查的推广普及,西方发达国家从20世纪90年代开始,乳腺癌患者的死亡率呈现下降趋势。

乳腺癌患者的总生存时间可以用5年生存率来大致预估,即肿瘤经过各种综合治疗后,生存5年以上的患者比例。5年后再次复发的概率很低。

我国乳腺癌患者的5年生存率在2003—2015年已从73%提升至82%,在北京、上海等一线城市的部分大型医学中心(如国家癌症中心),这一数据甚至已经超过90%。

乳腺癌患者的生存率与分期相关,Ⅰ期患者5年生存率可达90%~95%,Ⅱ期70%~80%,Ⅲ期50%~60%。也就是说,越早期的患

者治疗效果越好。即使是已经出现转移，也不要轻言放弃，经过合理治疗，不少患者的生存期能够延长，部分患者甚至能够长期生存。

筛查是提高乳腺癌早诊率的重要手段

乳腺癌越早发现、越早治疗，其治疗效果越好、治愈率越高。我国乳腺癌患者治愈率及生存率不断提升，一方面受益于治疗水平的改善，另一方面更重要的是乳腺癌筛查及早诊早治的推广。近年来，我国开展了多个包括乳腺癌筛查在内的国家级公共卫生服务项目，如全国农村妇女"两癌筛查"（乳腺癌和宫颈癌）、城市癌症早诊早治等，极大地推广普及了乳腺癌筛查。结合我国女性乳腺癌发病年龄早、乳腺致密性高等特点，我们也制订了适合我国国情的《中国乳腺癌筛查与早诊早治规范》，将筛查年龄提前至40岁，并建议采用乳腺超声结合钼靶的方式进行筛查。同时，国家及医务人员对科普越来越重视，通过多种渠道进行乳腺癌防治知识的科普宣传，也使得老百姓的健康意识逐渐提升，就诊越来越及时，过去那种讳疾忌医的情况越来越少。

依据分期和分型进行个体化治疗

乳腺癌主要治疗手段包括手术、放疗和内科治疗（化疗、内分泌治疗、靶向治疗等）。如今，乳腺癌的治疗已经迈入精准治疗时代，治疗水平不断提升，新型药物层出不穷。依据乳腺癌细胞是否与雌激素相关、是否过度表达HER2基因等因素，乳腺癌患者被划分为几个不同的类型。医生会结合每个患者的分期和分型，为其制订个体化的治疗方案，一方面尽可能地提高治疗效果，另一方面兼顾治疗的毒性，保障生活质量。

手术

纵观乳腺癌的手术历程，手术方式的发展经历了由小到大、再由大变小；手术治疗的发展趋势是在保证疗效的前提下，切除范围的不断缩小。乳腺癌术后放疗减少了局部复发和远处转移，显著提高了疗效。手术依旧是早期乳腺癌患者最主要的治疗手段，但完整干净的切除不再是医生和患者考虑的唯一因素。在不影响疗效的情况下，尽可能减少手术后并发症、保留女性的完整外观也非常重要，这样可以有效地保障患者在日后长期生活过程中的生理及心理健康。保留乳房手术联合术后的放疗可以达到和乳房全切同样的治疗效果，在条件允许的情况下，越来越多的患者选择保留乳房手术，而非乳腺全切。即使无法保留乳房，也可以选择乳房重建等治疗方法。传统的腋窝淋巴结清扫术会给一部分患者带来上肢淋巴水肿、活动障碍等术后并发症，严重影响生活质量。在一部分比较早期的患者中进行前哨淋巴结活检，可以使患者免除淋巴结清扫带来的不良反应。

放疗

乳腺癌放疗技术也一直向着精准治疗的方向不断发展。对于早期术后患者，医生在探索是否可以在保障疗效的情况下减少照射次数、缩小照射范围，这样做一方面可以减少放疗带来的肺损伤、心脏损伤等，另一方面也可以缩短治疗时间，甚至降低治疗费用，缓解患者的经济负担。其他情况下，比如脑转移的晚期乳腺癌患者以前大部分应用全脑放疗，虽然可以控制肿瘤，但不良反应较重，很多患者的记忆和认知功能会受到损害。现在，立体定向放疗技术的发展把照射目标控制的更精确、损伤更小。

化疗

虽然出现了很多新型靶向药物及内分泌药物，但化疗依旧是一部分乳腺癌患者非常重要的药物治疗方式。乳腺癌患者术后再经过化疗，可以消除潜在播散的癌细胞、降低转移率；晚期患者通过姑息化疗，可以控制疾病、延长生存时间、改善生活质量。目前，乳腺癌化疗药物依旧以蒽环类药物和紫杉类药物为主，但在用药疗程、不良反应管理等方面有一些新的进展。比如对于复发风险比较高的一些术后患者，研究显示14天的密集方案疗效优于传统的21天方案；对于一些复发风险不太高的患者，去除蒽环的化疗方案可以在不影响疗效的前提下减少心脏毒性等不良反应。同时，对于化疗不良反应的管理也比过去更加先进和完善，比如新型止吐药物和长效升白针等的合理应用，极大地减少了一些不良反应比较大的化疗方案带来的严重呕吐、白细胞重度减少伴感染发热等，使化疗不再像传说中的那样难以忍受。

此外，也有一些新研发的化疗药物，如艾日布林、优替德隆等。其中，优替德隆是我国企业自主研发的新型化疗药物，全程由我国医生负责临床研究，通过严谨的试验证实了其在乳腺癌中的疗效，目前已经获批用于晚期乳腺癌的治疗。

内分泌治疗

大约70%的乳腺癌与雌激素或孕激素相关，对于这类乳腺癌，内分泌治疗的作用非常重要。一些早期低风险患者通过单纯的内分泌治疗就可以达到非常高的治愈率，对这些患者来说，化疗不再是必须。

早期术后的内分泌治疗药物非常多，有他莫昔芬、来曲唑、阿那曲唑和依西美坦等。治疗疗程也从5年到10年不等。医生需要结合患者的年龄、是否绝经、术后病理因素、一般状况及耐受性等综合判断，作出个体化的治疗策略。

晚期乳腺癌患者的内分泌治疗也发生了很大变化。近十年，很多新型靶向药物（如CDK4/6抑制剂）经研发后成功上市，这些药物与传统的内分泌药物联用，可以极大地提升治疗效果，延长疾病控制的时间和患者的生存时间。与传统化疗相比，内分泌治疗不但疗效更好，同时还保障了生活质量。由于这些药物的出现，内分泌敏感型的晚期乳腺癌患者的平均生存期甚至已经超过5年。这其中也包括我们牵头临床研发的新药，如CDK4/6抑制剂达尔西利，目前该药已经在国内获批上市。

靶向治疗

靶向治疗指的是针对某一个特定靶点的药物治疗，具有疗效好、不良反应小等优点。乳腺癌中最重要的靶向治疗作用靶点是

HER2 基因。HER2 阳性乳腺癌患者大约占全部乳腺癌的 20%，在没有靶向治疗之前，这类乳腺癌恶性度高、化疗效果差、术后复发率高、晚期生存期短。自 2000 年左右开始陆续研发上市的抗 HER2 靶向药物，极大地改善了这部分患者的治疗效果和生存率。早期乳腺癌术后经过 1 年的抗 HER2 靶向治疗，患者的复发率可以降到同等条件下 HER2 阴性乳腺癌患者的水平。在晚期乳腺癌中，HER2 不但不再是令医生和患者头疼的基因，反而成为多种药物治疗的靶点，为这些患者带来了更多的治疗机会。

最早被研发出来的抗 HER2 靶向药物是静脉输注的单抗类药物曲妥珠单抗。曲妥珠单抗最初在中国上市时价格高昂，很多患者无法承担其治疗费用。但经过多次降价以及被国家医保纳入报销范围，绝大部分患者目前都有条件使用，很大程度上提高了我国此类乳腺癌患者的生存率。近年来，陆续出现了其他的新型抗 HER2 靶向药，如单抗类、口服的小分子药物及抗体偶联药物等。抗体偶联药物是近年来进展非常快的一类靶向药物，类似于巡航导弹，将毒性非常强的化疗药在合成时连接到抗体上，精确制导的作用机制使其作用更精准、有效率更高。在这些靶向药物中，吡咯替尼是由我们牵头完成临床研发的新型口服抗 HER2 靶向药物，由于其非常显著的治疗效果，多次在国际会议上引起轰动，改写了国内甚至国际的治疗指南，该药物目前也已经纳入国家医保。

慢病管理理念深入人心

随着乳腺癌治愈率越来越高，患者生存期越来越长，乳腺癌逐渐被当作一种慢性疾病来治疗和管理。很多早期患者需要在手术后服用内分泌药物达5年甚至10年。坚持用药，规律复查，对保障疗效非常重要。此外，有研究显示，早期乳腺癌患者在手术10年后，心脑血管疾病已经超越乳腺癌本身成为导致死亡的最主要原因。因此，我们不但要关注癌症本身，也要关注癌症和抗癌治疗带来的其他伴随疾病。一方面，通过科普宣教，乳腺癌患者不再单纯关注乳腺癌，也关注自己身体里的其他疾病；另一方面，肿瘤科医生在治疗时不再单纯追求疗效，也同时兼顾治疗的不良反应。肿瘤科医生与其他多个学科协作，成立了众多交叉学科。例如，针对乳腺癌患者焦虑、抑郁等心理疾病高发，部分医院开设了肿瘤心理门诊，甚至成立了肿瘤心理科；乳腺癌的化疗、内分泌治疗、放疗等均可能导致心脏损害、血脂升高、心血管事件发生率升高，部分医院成立了肿瘤心血管门诊，专门为这类患者解决问题。我们相信，通过医生与患者对乳腺癌长时间、全方位的治疗和管理，乳腺癌患者可以活得更久、活得更好。

第四章

脑卒中后偏瘫康复治疗新方法

顾玉东

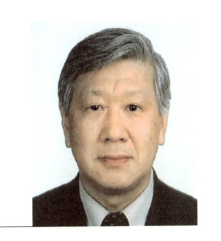

中国工程院首批院士,中华医学会手外科学分会名誉主任委员。国家老年疾病临床医学研究中心主任,卫生部手功能重点实验室主任,上海市手外科研究所所长,复旦大学附属华山医院手外科主任。曾任国务院第五、第六届学位委员会委员及第23、第24届中华医学会副会长。长期从事手外科、显微外科临床研究和理论工作,开展了多项首创性工作。20世纪70年代首创膈神经移位;80年代首创静脉蒂动脉化游离腓肠神经移植,首创小腿外侧皮瓣移植术;创用多组神经移位(膈、副、肋间、颈丛运动支同时移位)治疗臂丛根性撕脱伤,优良率达84.6%,对无法利用多组神经移位的病例又首创健颈移位,使中国在臂丛损伤诊治领域处于国际领先地位;首创"二套供血系统"方法,使足趾移植术保持国际领先水平。

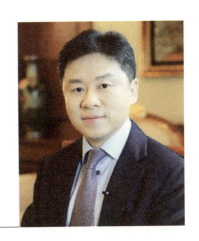

徐文东

复旦大学附属华山医院副院长,国家老年疾病临床医学研究中心(华山)常务副主任,上海市肢体功能重建中心主任。国际手外科官方学术联盟主席,中华医学会手外科学分会第八届主任委员。

针对脑卒中后肢体偏瘫这一世界级医学难题,打破"肢体由对侧半球支配,成人大脑固化不变"的传统理论,创造了"左右神经交叉,一侧半球管双手"的"中国手术"。该手术是中国首个入选《新英格兰医学杂志》全球"颠覆性、最受瞩目研究"荣誉榜的成果并获得第一名,确立了我国在该领域的国际领跑地位。在《新英格兰医学杂志》、《自然》子刊、《柳叶刀》子刊等国内外知名刊物发表论著200余篇。获得"全国优秀院长""国之名医""上海工匠"、首个医学类"上海科技进步特等奖"、中华医学科技奖一等奖、上海科技进步奖一等奖、国家科技进步奖二等奖等荣誉。

绝大部分脑卒中患者会存在后遗症

脑卒中俗称"中风",是由于脑内血管突然破裂或阻塞,导致血液不能及时流入大脑,引起急性脑组织损伤的一组疾病。根据病因不同,脑卒中可以分为出血性卒中和缺血性卒中。

脑卒中最常发生在55岁以上、吸烟、酗酒、肥胖、缺乏运动的人群,患有高血压、高脂血症、糖尿病、冠心病等慢性病的患者也是脑卒中的好发人群。

如果患者可以在发病后数小时之内得到高质量的治疗,那么往往预后较好。但由于大量脑卒中患者发病后没能及时被发现,所以相当多的患者未能得到及时治疗。对于这些未能得到有效早期治疗的患者来说,后续的治疗手段效果较差,往往会有各种各样的后遗症。

脑卒中的后遗症有哪些

脑卒中的后遗症主要包括以下几种。

(1)**运动功能障碍**:多为一侧肢体偏瘫,也有少量患者会有四肢瘫,这是脑卒中最为常见的后遗症。瘫痪的程度也有很强的个体差异。重者偏瘫肢体完全不能活动,轻者仅能感受到患侧肢体的力量减弱,大部分人则会出现偏瘫肢体活动明显受限、不能完成日常生活。

（2）感觉障碍：有一部分患者会存在一侧或双侧感觉减退或消失，主要表现为对冷、热、疼痛的感觉减弱或完全消失；还会存在对自己身体的位置感缺失。

（3）认知障碍：包括记忆力、判断力、处理问题的能力下降甚至消失。

（4）言语障碍：主要有失语症和构音障碍。失语症是指患者听不懂别人说话，看不懂也写不出文字，而且无法用语言表达。构音障碍表现为说话不利索，但能听懂说话，也能看懂文字，自己也能书写。

（5）吞咽障碍：因为脑卒中患者往往存在昏迷，所以医生常常会给患者插胃管。由于长期不进行吞咽，患者的吞咽功能存在用进废退，故需要及时进行吞咽训练。

（6）心理障碍：脑卒中患者一般会有各种心理创伤。有的患者会产生悲观、自卑情绪；有的患者因经过一段时间治疗效果不理想，感到急躁和烦恼，常为一点小事发火；也有患者只要家人在场，事事依赖，本来自己可以料理的事也要让家人去做。这些情绪持续时间太久，会引发患者的焦虑、抑郁、失眠等心理障碍。

 ## 脑卒中后偏瘫的分类

偏瘫俗称"半身不遂"，是脑卒中最常见的后遗症，主要表现为一侧上、下肢运动功能障碍。具体表现为肌肉痉挛、力量减退，甚至导致各种主动运动的协调和控制能力受损。

按照偏瘫的表现，可以分为以下两种类型。

（1）**软瘫**：是指力量减弱、肌肉松弛，最终导致肌肉的萎缩。软瘫又称为弛缓性瘫痪。另外，在脑卒中后早期（发病后的1~2周），患者的瘫痪肢体不能自主活动，其他人帮助活动时会感到患者的肢体很松软，此时，患者就是处在软瘫期。

（2）**硬瘫**：是指肌肉力量紧张、张力过高、反射亢进，浅反射减弱或者消失，病理征阳性。硬瘫也称为痉挛性瘫痪。在脑卒中发病后，随着时间的推移，患者瘫痪的肢体能够逐渐实现稍小地活动，但往往变得愈来愈僵硬，甚至扳也扳不动。绝大部分脑卒中患者都是这个类型的偏瘫。由于上肢特别僵硬，所以完全没有办法完成日常活动，给患者的生活带来了极大困扰。

脑卒中后偏瘫的发病率

偏瘫遗留的感觉运动功能障碍给患者带来了极大的痛苦。据统计，目前全世界偏瘫患者约1.01亿例，其中我国约2300万例，而且还在以每年约250万例的速度新增，年经济负担在1000亿元以上，给家庭和社会带来了沉重的经济负担。

我国的流行病学调查结果显示，偏瘫的年发病率为200/100万，存活者中约75%致残，5年内复发率高达41%。脑卒中的死亡率虽然呈现下降趋势，但脑卒中后偏瘫的总患病率、致残率逐年增高。

脑卒中后偏瘫的评估

由于个人情况与损伤程度不同，脑卒中后偏瘫患者往往需要个性化治疗。在确定治疗方案前，需要进行详细的功能学评估。但由于传统评定量表评估时间长，有些需要专门的场地和评估器械；即使是被广泛接受的经典评定量表（如 Fugl-Meyer 运动功能评分、Wolf 上肢运动功能评定等），不经过专科训练，也很难达到评估效果的统一和可重复性。尤其对门诊医生而言，很难在门诊快速实现一整套评估。

为解决这一问题，华山医院探索总结了一种适用于门诊快速有效的评估标准——华山评分量表。这一评分标准对上肢偏瘫患者的诊疗具有重要的临床价值。华山评分量表只需要 3~5 分钟即可反映准确的上肢运动功能，目前已经广泛应用于临床实践。

脑卒中后偏瘫的分期

根据发病时间，分为下述 3 期。

（1）**急性期**：从发病开始直至 1 周。这个时期的病情一般不太稳定，应以治疗为主、康复训练为辅。

（2）**恢复期**：发病后 1 周至 6 个月。这个时期的病情基本稳定，存在的各种障碍有可能不断改善，是康复训练的最佳时期。

（3）**后遗症期**：发病 6 个月后。可能留有各种不同程度的后遗症，如手脚活动不便、说话不清楚、日常生活离不开家人的帮助。

需要特别注意的是，在发病后1年，康复训练往往会达到平台期。此时，患者即使进行规律的康复锻炼，运动功能也难以继续恢复。

脑卒中后偏瘫的康复治疗：需要持之以恒

偏瘫的康复训练是一个漫长的"工程"，患者和家人需要做好持久战的心理准备，科学合理地设定长期和短期目标，在专业医生的指导下，正确地完成大部分预定的动作和作业，使肢体功能得到最大程度的恢复。经过持续且科学的康复锻炼，部分患者能够实现生活自理，甚至可以回到工作岗位。

但是，康复有时间窗。一般来说，康复治疗仅在发病一年内效果比较好，后面便进入了平台期，偏瘫肢体的功能并不会随着康复训练的增加继续恢复，仅仅是维持肢体功能不再下降，很难继续提高，尤其是手的精细功能，比如用筷子吃饭、拧毛巾、使用智能手机等。

脑卒中后偏瘫的药物治疗：效果短暂

由于绝大部分偏瘫患者为硬瘫，表现为瘫痪肢体的肌张力很高。患者会觉得自己的患手很硬，没有办法完成动作。针对这一问题，临床上可以使用肉毒素注射等药物治疗手段暂时性地降低肌张力，让偏瘫肢体的肌肉软下来。

肉毒素作为一种常见的美容用药，主要原理是通过抑制神经对肌肉的控制，让肌肉出现麻痹性的松弛。当我们把肉毒素注射到皮肤的皱纹处，附近的肌肉会暂时性的松弛，使皱纹舒展开；而当我们将肉毒素注射到痉挛的肌肉时，痉挛的肌肉也会出现麻痹，从而降低痉挛。

肉毒素一般在注射后 3~14 天起效，两周左右药效最佳，症状缓解时间通常维持 3~6 个月。偏瘫的患者需要在此时间窗内积极进行肢体康复功能锻炼，尽可能多的恢复功能。

脑卒中后偏瘫的传统手术治疗：效果有限，治标不治本

针对脑卒中后遗症期的外科手术，主要目的是纠正肢体畸形、降低痉挛肌肉的力量。然而，传统的手术效果有限，治标不治本。

传统的外科手术主要有以下两种：

（1）**肢体畸形纠正术**：主要采用肌腱移位或延长术来解决诸如手腕、手指、手肘关节挛缩、屈曲等问题。

（2）**功能重建术**：主要通过肌支切断、选择性脊神经后根切断等方式降低肌张力，或者通过肌腱移位、关节融合等手段恢复部分功能。

脑卒中后偏瘫的干细胞治疗：难以真正应用于临床

脑卒中的本质就是脑组织的损伤坏死，如果能够使用干细胞

移植，让干细胞特定分化为脑细胞，补充损伤的脑组织，是否就能恢复肢体功能呢？沿着这个思路，国内外进行了大量研究。英国的伊丽莎白女王医院等机构开展了关于人源性神经干细胞针对慢性缺血性脑卒中的研究，阶段性研究结果发现干细胞可以改善脑卒中后的神经细胞状态，同时具有一定的安全性。解放军总医院的研究结果显示，人源性干细胞移植有助于脑卒中后偏瘫患者运动功能的恢复。

但是，目前所有的干细胞治疗都还停留在临床试验阶段，由于伦理、疗效、安全性等诸多问题的掣肘，干细胞移植真正进入临床仍遥遥无期。

脑卒中后偏瘫的脑机接口治疗：前景广阔，但目前步履维艰

看过巴西世界杯开幕式的观众想必都会为其中一幕所震撼：一名下肢瘫痪的青年用意念操控外骨骼，在巴西世界杯上做了最特别的开球。"意念操控"技术正在逐渐从科幻走进现实，而实现该奇迹的技术就是脑机接口。

脑机接口是指在人类大脑与外部设备之间建立信息交流和控制通道。打个比方，我们大脑这个"司令部"发出的指令可以通过脑机接口传递到体外，而不是通过其以前的通路。有了这个装置，人们的意念（也就是想法）就可以绕过脊髓及外周神经控制外部设备，实现与外部设备的双向交互。通俗来说，原本我们吃饭需要用手拿筷子或者刀叉来将食物送到嘴边，借助于脑机接口，

患者可以通过想法控制机械手来吃到食物。

2008年,德国图宾根大学首次提出了脑机接口康复系统。他们用仪器检测脑卒中患者的运动意图,而后通过信号转换带动患者手掌佩戴的指关节外骨骼,辅助患者的指关节进行运动。这一理念在近些年发展很快,衍生出了各种不同的脑机接口类型。

未来,脑机接口在老年偏瘫患者中的主要应用场景有以下三种:

(1)偏瘫患者在失去肢体控制能力后,可通过脑机接口技术对患者的大脑运动皮层进行训练,帮助患者进行康复治疗。

(2)用脑机接口控制机器手臂对痉挛上肢进行康复治疗。

(3)对于感觉运动皮层相关部位受损的脑卒中患者,脑机接口可以从受损的皮层区采集信号,然后刺激肌肉或控制矫形器来改善相关动作。

脑卒中后偏瘫的治疗新尝试:中国手术"左右颈七交叉移位术"

传统治疗方法的总体思路是:哪里损伤了,就想办法去修复这一损伤部位。例如,左半球损伤,那就想办法恢复左半球的功能。然而,这样的治疗效果都不尽如人意。例如,2019年《柳叶刀》发表了应用先进技术促进脑卒中患者脑功能恢复的临床试验结果,只较对照组提高了2%,远未达到预期。那么,是不是可以拓宽一下思路?既然损伤半球难以直接修复,为什么不去利用健康半球呢?

第四章　脑卒中后偏瘫康复治疗新方法

1872年,《新英格兰医学杂志》(当时刊名《波士顿外科与医学杂志》)发表了美国科学院院士、神经科学家布朗·塞卡尔（Brown Sequard）著名的"Sequard 脑科学猜想"：成人的一侧半脑也可以完成对双侧肢体的控制，能产生双侧的运动并接受双侧的感觉。但 150 年来，这个著名猜想从未被证实。

对于脑卒中后偏瘫患者来说，患侧半球的损伤往往导致对侧肢体的瘫痪。例如，左侧脑卒中的患者会有右手瘫痪。对于这些患者来说，之前那些针对恢复左脑功能的手段效果较差。通过长期的不懈探索，我国总结出了一个全新的手术康复治疗方案——左右颈七交叉移位术。通过将支配右手的神经接到右侧半球，让右侧半球在管左手的同时，也能够通过这根新的神经管右手。术后经过一段时间的康复，患者的右侧半球逐渐分离出了一个新的区域用于专门控制右手。这一现象恰好证实了 150 年前的猜想。

左右颈七交叉移位术的基本原理

一侧手受对侧大脑半球支配，如果患者一侧半球出现损伤，那么会造成对侧的肢体偏瘫。但对于这些患者来说，虽然左半球坏了，右半球还是好的。那我们就想办法绕过左半球，用右半球重新控制失去功能的左手。把好手的颈七神经切断，然后把它与患手的颈七神经接在一起，让健康的半球通过移位的颈七神经支配患手。这就是颈七手术的基本想法。

颈七神经在整个臂丛神经当中处于最中间且有一个特点——全而不专：它既支配多个区域的感觉，又支配上肢多块肌肉的运动，但都不"专业"。也就是说，颈七神经虽然全能，但不太重要，少了它，肢体的运动和感觉功能不会受到太大影响。利用颈七神经的这个特点，在不影响健侧上肢的情况下，将其切断并移位到瘫痪手上，使瘫痪手恢复运动和感觉功能。

颈七神经切断后，它的功能会被上面两个神经（颈五神经和颈六神经）和下面两个神经（颈八神经和胸一神经）互相代偿，患者的好手功能并不会受到影响。另外，颈七神经含有丰富的感觉纤维，能够将手部的复杂感觉传递到大脑半球。在术后，这些感觉信号是促进健侧半球脑重塑、恢复患手运动功能的关键。

《新英格兰医学杂志》高度评价"中国手术"

颈七手术治疗脑卒中偏瘫患者的有效率高达88.9%。国际医学最权威杂志——《新英格兰医学杂志》于2018年刊登了我们这个"中国手术"并给予高度评价，专门配发长篇社论："创造性地利用外周神经系统神经移位解决中枢神经系统疾病，代表了一种全新的思路，同时为深入洞悉神经解剖和神经生理提供了机会！"而且，该临床研究结果入选2018年《新英格兰医学杂志》评选的十项具有"颠覆性、最受瞩目研究"荣誉榜并荣获榜单第一名，这是首个中国原创成果获此殊荣，确立了我国在该领域的世界领跑者地位。

为了救助更多的脑卒中后偏瘫患者，现在国内已经大概有80多家单位来组队学习，不仅包括临床医生，还包括护理同道和康复师。此外，我们还以开放的姿态面对国际同道。目前，我们已经培训了很多国外医生，美国、法国、英国、韩国、日本等国家都曾有临床医生前来学习。

颈七手术的适用人群

颈七手术适用于脑梗死、脑出血、脑外伤、脑瘫等疾病导致的一侧肢体瘫痪且发病1年以上的老年患者。

禁忌人群主要是存在不稳定颈动脉斑块的患者、脑梗活动期患者、心肺功能差的患者。

颈七术后患者需要进行一体化康复

手术后的康复极为关键。可以说，手术后康复在颈七手术后的功能恢复中占了一半的作用。随着移位神经的再生，需配合针对性的康复训练。移位神经的再生一般需要1年到1年半的时间，因而术后1年半内都是功能恢复的康复期。

1. 颈七术后的一体化康复治疗

首先，一体化康复理念体现在全周期康复。在颈七术后第二天，康复师就会介入。在术后的整个神经再生过程中，康复治疗始终参与其中，尤其对于康复意愿不强烈的老年患者。

其次，一体化康复治疗还包含躯体一体化康复治疗。大约1/3的患者接受颈七手术后，在上肢功能改善的同时，下肢功能也有了改善。因此，在进行单一肢体康复的同时，对偏瘫侧另一肢体进行良肢位矫正，可促进整体肢体功能的提升。上下肢同时康复可以减少躯干的不必要代偿或肢体活动的异常模式，使老年患者尽可能减少体力消耗，在康复时把注意力集中在应该完成的训练任务上。对于老年患者的康复运动训练而言，康复治疗不应局限性地着眼于某一肢体的单独运动，而应该用联系发展的眼光关注人体运动的整体功能。

再次，一体化的康复理念表明，康复治疗不再只是康复治疗师的任务，而是由所有参与诊治的医务人员共同完成。在颈七术后的老年患者康复治疗过程中，参与手术的手外科医生、参与康复管理的康复治疗师、参与康复治疗的物理治疗师和运动治疗师、参与下肢肢体功能监测的骨科医师都会参与术后康复。

最后，一体化康复理念还包含时空上的一体化。在老年患者住院期间开展缜密的肢体功能评估，根据评估结果为患者实施个性化康复方案，并鼓励患者及家属参与康复计划与实施。颈七手术患者出院后，我们会将患者纳入科室远程患者管理平台，通过远程评估、在线指导、视频指导训练、制订康复方案等形式为居家患者提供康复治疗。

2. 颈七术后一体化康复的治疗分期

（1）**早期康复**（术后1个月内）：术后1~2天，康复即可介入。主要包括一些禁忌动作、早期的诱发训练以及缓解酸胀麻的治疗策略。

（2）**中期康复**（术后1个月至1年）：术后1个月至术后1年是颈七术后康复的重要阶段。在此期间，患者会有比较明显的功能改变。

我们主要遵循颈七神经的生长位置来改变侧重点，相关的12块重点肌肉包括前锯肌、背阔肌、胸大肌、胸小肌（1~3个月）；肱三头肌、旋前圆肌（3~6个月）；桡侧腕屈肌、桡侧腕长伸肌、桡侧腕短伸肌（6~9个月）；指浅屈肌、指总伸肌、小指固有伸肌

（9~12个月）。神经生长速度因人而异，有的患者需要把康复时间延长到1年半甚至2年。

此外，也需要重视作业治疗。根据患者的生活习惯和需要，有针对性地、个性化地制订康复计划，如穿衣、如厕、扣皮带、写字、跳舞甚至是做菜等。

（3）**后期康复**（术后1年以上，甚至更长时间）：患者仍需要不断进行康复锻炼，把康复锻炼作为自己生活的一部分。

脑机接口与颈七手术的结合：充满前景

对于脑卒中后偏瘫患者，除了使用颈七手术重新连接健侧半球和患侧上肢，带来新的电生理支配模式，恢复患肢运动功能之外，还可以结合脑机接口技术加速术后的康复进程。

脑机接口能够识别大脑意念，将健侧大脑信号输出到机械外骨骼系统。如果在术后早期神经连接还未完全建立时就主动地读取健侧大脑信号，利用外骨骼控制瘫痪肢体进行康复锻炼，那么就可能加速大脑的重塑，使健侧半球更好、更快地获得对瘫痪肢体的独立控制能力，及早恢复瘫痪肢体的功能。

另外，还可以使用脑机接口解码颈七术后健侧半球的重塑过程，进一步探索在不通过手术的情况下直接对健侧半球给予刺激，以实现"一侧半球管双手"。同时，还可以颈七术后脑可塑的新理念开发新一代脑机接口系统，更好地帮助脑卒中后偏瘫患者。

人体外骨骼与颈七术后康复的结合：效果显著

外骨骼康复机器人是一项新生的康复技术，近年来得到了极大发展。当前，多家生物科技公司都开发了智能外骨骼机器人，用于老年偏瘫患者的步态训练。日本团队设计的外骨骼可以改善患者偏瘫肢体膝关节功能。我国香港学者设计的踝关节外骨骼可以辅助老年脑卒中患者平地行走和上下楼梯，改善垂足现象。美国医生开发了肌电控制的外骨骼，可提升患侧足踝和下肢力量、降低足下垂现象。

除了辅助老年脑卒中患者行走之外，外骨骼机器人还可应用于老年偏瘫患者的康复训练。在康复过程中穿戴上肢外骨骼，能够克服手臂的重力作用，在力量和准确性上辅助老年偏瘫患者手臂的康复治疗，甚至控制手外骨骼完成手指康复训练，达到手功能康复训练的目的。

但是，单纯的外骨骼康复训练本质上还是一种康复，只能有限地开发脑可塑。如果能够将颈七手术与外骨骼结合，那么就可以各取所长，更好地恢复偏瘫肢体功能。

我国相关团队近年来积极参与外骨骼的研发。工科团队共同设计研发了人工智能手部外骨骼系统，该系统可以从皮肤表面获取肌电信号，解读大脑意识中的手部运动意图并转化为驱动指令，牵拉外骨骼帮助手部关节完成抓握和张开的动作，以提高手部运动能力、辅助完成日常活动。临床初步应用结果显示，该外骨骼极大地提高了脑卒中等偏瘫患者的手部运动能力，为偏瘫患者的一体化康复保驾护航。

第五章

一种特殊的心脏淀粉样变与有关罕见病常识

张抒扬

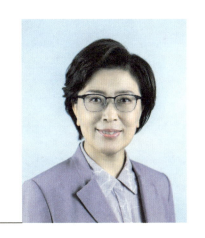

心血管病学专家和罕见病学专家。北京协和医院院长、党委副书记，中国医学科学院北京协和医学院副院校长，主任医师，教授，博士生导师。国家卫生健康委员会罕见病诊疗与保障专家委员会主任委员，中华医学会心血管病学分会常务委员兼秘书长，中国医师协会心血管内科医师分会候任会长，中国研究型医院学会副会长。牵头建立了由全国324家医院组成的罕见病诊疗协作网，大力推动协和疑难罕见病远程会诊和疫情期间线上诊疗工作分诊，全面保障突发公共卫生事件下的诊疗活动开展，惠及广大患者。组织编写了《中国第一批罕见病目录释义》《罕见病诊疗指南（2019年版）》和《罕见病学》（研究生教材）等罕见病系列指导丛书，提升了我国罕见病诊疗的均质化水平，为破解罕见病诊疗难题建立"中国模式"。获全国三八红旗手标兵、全国抗击新冠肺炎疫情先进个人、五一劳动奖章、黄大年教师团队等奖项。

老年心衰的"隐匿杀手"——一种特殊的心脏淀粉样变

转甲状腺素蛋白心脏淀粉样变

2019年年底,北京协和医院通过核素显像和基因检测,为一位80岁的老年心衰患者明确了病因——野生型转甲状腺素蛋白心脏淀粉样变,这位患者接受了氯苯唑酸治疗后,困扰他多年的心衰症状明显好转。这是我国诊断的第一例野生型转甲状腺素蛋白心脏淀粉样变。此后,这种老年心衰的特殊病因逐渐被医学界所认识,越来越多的患者被确诊。

转甲状腺素蛋白心脏淀粉样变是由于肝脏合成的一种生理蛋白——转甲状腺素蛋白(CTTR)发生变性、分解并形成不能溶解的纤维物质(医学上称为淀粉样变)沉积在心脏中,损伤心脏的收缩舒张功能所致。这个疾病分为两种类型:一种是基因突变导致,称为遗传型,属于罕见病;另一种没有基因突变,但是好发于老年人,称为野生型,是在前面的罕见遗传型疾病基础上逐渐被医生认识并诊断的。既往这个疾病只能通过有一定创伤的组织活检,特别是心肌活检才能被确诊。

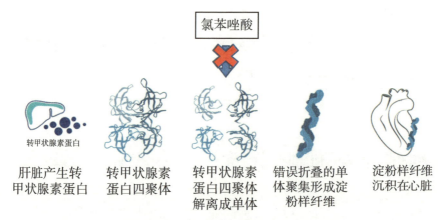

转甲状腺素蛋白心脏淀粉样变形成示意图

我国目前对转甲状腺素蛋白心脏淀粉样变的诊治情况如何

北京协和医院是全国疑难罕见病诊治中心，作为国家级牵头医院，组建了包括324家医院在内的罕见病诊疗协作网，提高了全国医生对转甲状腺素蛋白心脏淀粉样变的认识和双向转诊。北京协和医院还开创性地建立了核素诊断技术并进行全国推广，改变了既往只能通过组织活检才能确诊该病的局面。未来，会有更多的医生能够想到并通过核素显像方法来确诊这个疾病。更为可喜的是，目前已经有专门针对这种疾病病因的药物，通过罕见病优先审评快速通道进入我国，能够有效改善疾病的发展并降低死亡。

怎么能够早期识别这种老年心衰的病因

转甲状腺素蛋白心脏淀粉样变导致的老年心衰有一些自身的特点，如果具备这些特征，就要怀疑患有该病的可能，需要进一步检查。这些特征包括：①既往高血压，近期出现血压明显降低，特别是坐位或站立时血压明显低于平卧时，而且停止使用降压药物后仍然有血压的降低；②有双侧的腕管综合征，即双手拇指、食指、中指和环指的中指一侧感觉麻木，夜间可能有麻醒；③超声心动图检查发现左心室肥厚，而左心室的射血分数正常；④超声心动图检查发现主动脉瓣重度狭窄；⑤超声心动图检查发现左心室肥厚，但心电图上没有左心室肥厚的表现，可能合并有电传导异常。

如果怀疑是转甲状腺素蛋白心脏淀粉样变，下一步要怎么明确诊断呢

可以通过查血和核素显像检查来明确。血液检查主要是排除一些异常的血液细胞分泌的异常蛋白，这种蛋白也会形成淀粉样变纤维沉积在心脏中，表现与老年性转甲状腺素蛋白心脏淀粉样变非常相似，但是病因不同，需要去血液科进一步就诊。如果没有这种异常蛋白，下一步需进行核素显像检查。这种检查是向体内注射一种叫作焦磷酸盐的物质，它会与心脏中沉积的转甲状腺素蛋白结合并被显像出来。做核素检查比较简单，不需要进行特殊准备，检查前不需要空腹，在静脉注射药物后1小时及3小时分别进行2次扫描，每次时间15~30分钟。肾脏功能不好、装有起搏器的患者都可以做这个检查。核素检查会对心脏显像进行评分，2~3分就可以诊断为转甲状腺素蛋白心脏淀粉样变。

确诊转甲状腺素蛋白心脏淀粉样变后该如何治疗

心内科医师会建议患者服用一种叫作氯苯唑酸的药物,这个药物会稳定变性的转甲状腺素蛋白,不让它分解成淀粉样纤维,从而不会继续沉积和损伤心脏。每日服用1粒氯苯唑酸,可以减轻患者的气短、胸闷、乏力、下肢水肿等心衰的症状,并可以延长患者寿命。该药物的不良反应很少,基本不会损伤肝脏和肾脏,与治疗心衰的其他药物(如利尿药等)可以一起使用。但一定要在医生的指导下使用此药,同时需要定期复查,如进行血液化验、超声心动图和心电图等检查。

老年心衰患者在生活中要注意什么

这个病可能会伴有低血压,特别是从坐位或平躺转为站立时易出现头晕、眼前发黑。所以,站立前应先做些轻微的四肢活动,有助于促进下肢的血液向心脏回流;然后缓慢地从平躺转为坐位;几分钟后,在扶靠支撑物或在旁人搀扶下缓慢站立。平时也可以穿弹力袜促进下肢血液回流到心脏,炎热天气或出汗多时要适当补水。

平常食用清淡、易消化且有营养的食物,包括牛奶、鸡蛋、瘦肉、鱼类等。建议少食多餐,以避免餐后胃肠过度充盈,增加心脏负担。避免食用过咸或腌制食品,否则会加重水肿。

呼吸道感染容易加重心衰,因此,老年心衰患者要特别注意。建议每年9—10月接种流感疫苗,同时建议接种一次肺炎疫苗(接种后可以维持5年)。

老年心衰患者能做运动吗

在症状稳定、站立时没有头晕和眼前发黑的情况下，心衰患者可进行适当运动，如散步、做一些轻度的家务活、打太极拳等。但要避免一次活动量太大导致劳累和不适。每周运动 4~5 次，可以循序渐进地增加时间，从 15~20 分钟逐渐增加到 30~40 分钟。

罕见病常识

罕见病的基础知识

1. 什么是罕见病

罕见病指发病率很低、很少见的一类疾病。根据世界卫生组织的定义，罕见病为患病人数占总人口的 0.65‰~1‰ 的疾病。虽然每种罕见病的患者不多，但是已知的罕见病有 7000 余种，我国罕见病人数可达数千万，因此，罕见病并不罕见。

2. 罕见病的危害有多大

罕见病中 80% 由基因缺陷导致，具有遗传性，50% 在儿童时发病，30% 会在 5 岁前死亡。多累及人体多个器官，为终身疾患，严重者导致残疾或危及生命。

3. 我们国家为罕见病防治管理做了哪些工作

2015 年以来，国家加快罕见病创新药物的审评审批，使罕见

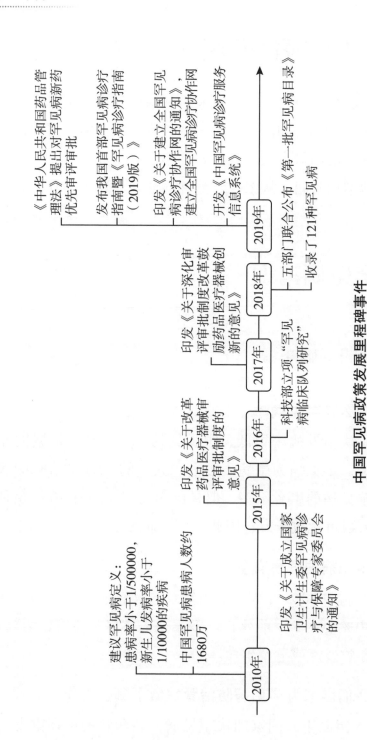

中国罕见病政策发展里程碑事件

病患者不再"望药兴叹"。

2018年，国家发布了《第一批罕见病目录》，收录了121种罕见病。这是我国首次以疾病目录的形式界定何为罕见病，填补了我国多年来罕见病认定标准的空白，向世界卫生组织和世界各国表明了我国直面罕见病挑战、与各国共同攻克这样一个带有强烈社会属性的医学难关的决心。

2020年，我国明确提出要"探索罕见病用药保障机制"，将提高罕见病患者用药保障作为重要改革目标。同年，各地医保部门也针对罕见病治疗出台了一系列惠及患者的政策：北京市医保局将肺动脉高压等罕见病药物纳入医保门诊特殊疾病范围；山东省医保局将戈谢病等罕见病必需的特殊疗效药物纳入大病保险，并提高相关救助额度。

北京协和医院在中国罕见病领域中的引领作用

1. 成立学术平台，促进学科发展

牵头建立国家级数据库，编写教材，出版杂志，成立国家疑难重症诊治中心，牵头建立中国国家罕见病注册系统，迄今为止已经覆盖全国29个省（自治区、直辖市）的上百家医院或研究机构，已登记171种疾病的68000余病例。2021年，北京协和医院编写了我国首部研究生国家级规划教材《罕见病学》，并在北京协和医学院开设课程。每年通过线下或线上开展罕见病专病培训，全国已累计培训超过10万名医生或医学生。

2022年，北京协和医院主办的《罕见病研究》杂志正式出版，全面报道罕见病基础和临床研究以及孤儿药研发的新动态、新进

展和新成果，为从事罕见病相关研究的政策制定者、科技人员和医务工作者提供参考借鉴。

2. 创建诊疗平台，省时间、省医保

2019年2月28日，北京协和医院罕见病多学科诊疗平台建立，通过采取"一站式救治方案"，患者能够接受来自20余个专科教授提供的一站式诊疗方案，避免不停转诊、重复检查给患者和家庭带来的负担。另外，罕见病多学科诊疗平台也提供学术交流和临床合作，有助于医生综合能力的提升，特别是对青年医师的培养。同时，医院开展多学科远程会诊，通过全国诊疗协作网转诊的患者已超过千例。罕见病"确诊时间从4年到4周"和"花费降低90%"在北京协和医院成为可能。

3. 开启国内药物诊疗先河

北京协和医院通过一次性进口方式购入米托坦，使该药在我国大陆落地，开启了罕见病用药未上市在我国大陆快速落地的先河，首次通过临时进口途径解决了罕见病临床急需药品问题；首次在国内为脊髓性肌萎缩症成人患者成功用药；在国内首次将黏多糖贮积症Ⅰ型特效药物艾而赞投入临床应用；为转甲状腺素蛋白心脏淀粉样变患者开出了全国首张处方。

4. 任重道远，砥砺前行

罕见病又称孤儿病，截至2022年，全球已知罕见病有7000多种，中国有2000多万罕见病患者，每年新增患者超20万。虽然北京协和医院为罕见病的研究发展作出了巨大贡献，国家也相继出台各项政策，但罕见病的救治仍任重道远。

第六章

心脏外科，您不知道的那些事

郑 哲

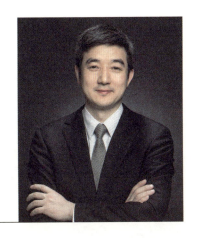

心血管外科主任医师，博士生导师。国家心血管病中心党委书记，中国医学科学院阜外医院党委书记、副院长，国家卫健委心血管疾病再生医学重点实验室主任，北京协和医学院长聘教授。中华医学会胸心血管外科学分会副主任委员，国家心血管病专家委员会副主任委员。教育部"长江学者"特聘教授，中组部万人计划领军人才，科技部中青年领军人才，国家百千万人才工程有突出贡献中青年专家。

开展以改善医疗结局为目标的临床和基础研究，擅长心脏移植、冠脉搭桥、瓣膜修复、房颤外科等心血管外科复杂手术。研究成果先后获国家科学技术进步奖二等奖2次、教育部科学技术进步奖一等奖2次、北京市科学技术奖3次。长期致力于学科建设与教学工作，开创教育部医药学研究生国家精品课程"心血管外科学"，积极探索心血管外科专科医师规范化培训制度，开展国家级继续医学教育基地项目与心血管外科微创技术高级培训，主编国家卫生健康委员会住院医师规范化培训规划教材《医患沟通技能训练》。获北京协和医学院教学名师、师德先锋等荣誉。

第六章　心脏外科，您不知道的那些事

心脏外科是指通过外科手术方式对心脏疾病进行治疗或使心脏功能得到改善。心脏是人体的重要器官，心脏外科手术被称为"外科皇冠上的明珠"。经过几十年的发展，心脏外科技术已经日趋完善和成熟，大多数种类的心脏外科手术安全性能够得到保障，相比药物治疗、介入治疗，心脏外科手术在一些条件下可以获得更好的远期疗效和生活质量。下面，就心脏外科的一些常见和热点问题做一下介绍。

什么是冠脉搭桥术（冠状动脉旁路移植术）

冠脉搭桥术，学名冠状动脉旁路移植术，是冠心病最经典、最有效的治疗手段之一，迄今已有80余年历史。顾名思义，冠脉搭桥术是使用患者自身动脉或静脉作为"桥"，一端连接主动脉，另一端连接冠状动脉狭窄远端，如同一座桥一样跨过冠状动脉狭窄部位，为缺血心肌提供血氧供应，保证其存活和正常功能，达到缓解症状、改善心脏功能的目的。

哪些患者适合做冠脉搭桥术

理论上，冠脉搭桥术适用于冠心病且冠状动脉严重狭窄的患者。对于多根冠状动脉病变，涉及左主干、前降支近段等重要冠状动脉病变，合并糖尿病、左心室功能不全、内科介入治疗失败

或复发的患者，应优先选择冠脉搭桥术。所有计划行冠脉搭桥术的患者还需要对心脏、肺、脑等重要器官的功能状态进行详细、全面的评估和必要的调整，确保手术风险在可接受范围内。

冠脉搭桥术是怎么做的？治疗效果如何

冠脉搭桥术目前已经非常成熟，并且不断向手术创伤最小化、手术效果持久化方向发展。冠脉搭桥术最常使用的桥血管材料包括动脉桥血管和静脉桥血管两种，其中乳内动脉是最常使用的动脉桥血管材料，不仅便于获取，而且远期通畅率高、治疗效果确切。大隐静脉桥血管需要从患者自身小腿或大腿获取。桥血管吻合可以在心脏停搏下进行（使用体外循环技术），也可以在心脏跳动下进行（不停跳冠脉搭桥），两种技术的效果目前仍有争议，临床上通常根据患者的具体状态和手术风险进行选择。研究表明，由有经验的外科医生进行的两种术式的远期效果并无明显差异。

尽管冠心病人群年龄不断增加、并发症不断增多，但冠脉搭桥术的手术风险和疗效保持稳定。中国医学科学院阜外医院单纯冠脉搭桥术后30天死亡率低于0.5%、术后5年死亡率低于5%，均达到国际领先水平。

冠脉搭桥术与冠脉介入的疗效哪个更好

冠脉搭桥术和冠脉介入是治疗冠心病的两种主要方式,二者均通过克服冠脉狭窄达到为狭窄远端心肌提供血氧供应的目的,但是原理和实现方式存在差异。冠脉介入是在冠脉狭窄部位植入支架扩张管腔,手术创伤小,是一种"治标"的治疗方式;冠脉搭桥术通过使用桥血管材料重建冠脉血管,手术创伤相对大,是一种"治本"的治疗方式。研究证实,在低风险人群中,两种方式的治疗效果没有明显差异;但在冠脉病变复杂、合并糖尿病等人群中,接受冠脉搭桥术患者的远期生活质量更好、存活率更高,是更适合患者的治疗方式。

在实际临床工作中,冠脉介入与冠脉搭桥两种治疗方式的选择通常由心脏外科医生、心脏内科医生、麻醉科医生以及患者组成的心脏团队联合决策。两种治疗方式均有其特点及适用人群,由心脏团队综合评估患者手术风险、远期获益以及个人意愿,使患者最大程度获益。随着联合冠脉搭桥与冠脉介入的复合冠脉血运重建技术的发展和推广应用,一部分患者还有可能从这项新技术中得到最佳治疗。

什么是多支动脉搭桥

冠脉搭桥术使用自体桥血管材料进行血运重建,桥血管的通畅性是维持治疗效果的决定性因素。在目前使用的桥血管材料中,静脉桥血管由于其结构特性原因，容易发生衰败、闭塞；而乳内动脉、桡动脉等动脉桥血管由于结构更加接近原始冠状动脉，远期通畅率优于静脉桥血管。因此，目前倡导尽可能多地使用动脉作为桥血管材料进行冠脉搭桥，即多支动脉搭桥；如果全部使用动脉桥血管进行搭桥，则为全动脉化搭桥。多支动脉搭桥对术者的技术有更高的要求，但可显著改善患者预后。

冠脉搭桥术后如何进行康复

术后康复从患者手术结束开始，是冠脉搭桥术治疗的延伸。该过程包括一系列的心理与精神干预、疼痛管理、活动锻炼、生活方式改善、药物治疗等，最终目的是促进患者尽早恢复正常生活甚至工作。冠脉搭桥术后康复是一个涉及心脏外科、心脏内科、精神科、康复科等学科的多学科课题，也是以患者为中心的治疗理念的重要体现。合理规范的术后康复治疗可以明显提高患者生活质量和手术疗效，降低并发症的发生。

发现心脏瓣膜病后一定要做手术吗

心脏是一个由右心房、右心室、左心房和左心室构成的四腔结构器官，主要承担将全身回流的静脉血经过肺循环转化为动脉血，进而输送至全身的功能。其中，右心房与右心室之间、右心室与肺动脉之间、左心房与左心室之间以及左心室与主动脉之间分别存在三尖瓣、肺动脉瓣、二尖瓣和主动脉瓣四种心脏瓣膜，通过瓣膜有序的开闭实现血流的单向流动。如果上述各瓣膜不能够完成开放和关闭的功能，则为心脏瓣膜病。

由于左心室负责将血液泵向全身，血流经过会产生较大的压力，因此，左心室部位的二尖瓣和主动脉瓣的作用相对更为重要，也是瓣膜病的好发部位。既往我国瓣膜病的主要病因是风湿性瓣膜病，如今随着卫生条件的改善以及人口老龄化趋势的加剧，老年退行性瓣膜病的比例明显上升。

超声心动图是目前诊断心脏瓣膜病最重要的检查方法。如果超声心动图提示轻度或中度瓣膜关闭不全/狭窄且没有特殊不适症状，则只须定期复查，无须手术治疗。如果超声心动图提示二尖瓣或主动脉瓣重度关闭不全/狭窄，同时伴有胸闷、气促、喘憋、胸痛甚至晕厥等症状，则须接受手术治疗。目前，主要的手术方式包括心脏瓣膜置换手术、瓣膜修复手术以及经导管介入瓣膜置换术手术。

 ## 心脏瓣膜出了问题，修一修是否可以继续用

一直以来，外科心脏瓣膜置换手术都是治疗心脏瓣膜病的金标准。但是瓣膜置换仍然存在着一些先天不足，比如接受机械瓣置换的患者需要长期服用抗凝药物、接受生物瓣置换的患者需要面临瓣膜再次损毁的可能。随着对心脏瓣膜病认识的深入以及心脏外科技术的进步，心脏瓣膜修复手术已经成为心脏瓣膜置换手

术之外的可靠选择。

心脏瓣膜行使的是单向阀门的功能。与日常生活中的门一样，一扇门打不开或者关不严，不一定是门板出了问题，也有可能是门框变形或者其他原因造成的，不一定非得更换门板才能解决问题。心脏瓣膜就相当于这扇门板。如果经过有经验的心脏团队的仔细评估，患者的瓣叶结构满足瓣膜修复手术的要求，即使不更换瓣膜，进行瓣膜修复或者成形，也可以有效治疗心脏瓣膜病。已有研究证实，接受外科瓣膜修复治疗的患者可以获得长期的稳定疗效。因此，现有国际权威临床指南也推荐有经验的心脏外科中心在心脏团队严格评估患者的基础上开展瓣膜修复手术。

在我国，以中国医学科学院阜外医院为代表的多家中心可以常规开展瓣膜修复手术，随访数据显示，这项技术可以带来满意的疗效。

心脏外科瓣膜手术与经导管主动脉瓣植入术如何选择

经导管主动脉瓣植入术（TAVI）是近年来最热门的瓣膜病治疗新技术，该技术通过外周血管将压缩的人工瓣膜（生物瓣）送至主动脉瓣处并释放固定。与传统心脏外科瓣膜手术相比，TAVI具有手术创伤小、术后恢复快等特点。

对于手术风险相对较高的严重主动脉瓣病变患者，TAVI可以作为心脏外科瓣膜手术之外的有效替代治疗手段。同时，随着一系列临床试验的不断开展，TAVI的适用范围也在不断扩大。但由于

TAVI 手术过程中对瓣膜的压缩损坏及介入技术的局限性，仍存在植入瓣膜使用寿命短（5~8 年）、瓣周漏、需植入起搏器等问题。

临床上一般考虑常规外科瓣膜手术风险较大的患者，如心功能差、高龄、其他器官功能障碍的外科手术风险高的患者进行 TAVI 手术；而对于外科手术风险不高的患者，仍优先考虑外科瓣膜手术。

心脏外科也能治疗心房颤动吗

心房颤动（简称房颤）是心房失去正常节律，代之以快速无序房颤波的心房电活动紊乱，可导致脑卒中、心力衰竭等严重不良后果。除大家比较熟悉的药物治疗和介入心内膜导管消融治疗外，心脏外科手术也是治疗房颤的利器。

心外膜消融曾是治疗房颤的金标准，早期技术（迷宫手术）将心房肌切开并缝合，使异常心房电信号的传导在分割处被打断，同时保留一条正常的传导通路，从而使患者心律转复。但该手术创伤大、操作复杂。随着介入导管治疗的普及，房颤的治疗方式主要以药物治疗控制心率、降低卒中发生率以及介入微创治疗转复心律为主。

近年来，随着微创技术和新型消融器械融入外科，微创外科消融手术获得了良好的治疗效果。外科消融效果确切，且可术中切除左心耳，可显著降低房颤复发率及卒中发生率；而经导管的介入消融手术复发率较高，常需要多次消融。胸腔镜房颤消融手术可显著减小手术创伤，使患者更易接受。

哪些情况适合进行外科房颤消融术

(1)合并需要外科手术的其他疾病(如冠心病、瓣膜病、先天性心脏病等)的患者。

(2)虽不合并需要外科手术的疾病,但出现一次或多次导管消融失败、药物治疗控制不佳、外科手术风险可控的患者。

(3)潜在导管消融失败率高或操作并发症风险的房颤患者,如左心房偏大、左心耳存在血栓等。

在进行房颤治疗决策中,患者应参考内科介入专家和心脏外科专家组成的心律失常团队共同给出的客观治疗建议,作出以患者为中心的决策。

外科手术与内科介入消融治疗房颤孰优孰劣

随着学科融合观念的加深,内外科医生充分利用两种技术各自的优势,开展了一站式或分站式的复合消融手术。该技术使外科手术具有消融效果确切、术中可切除左心耳的优势,与介入消融可进行标测指导精准消融相结合,从心内膜和心外膜两面夹击,显著提升导管消融失败等难治性房颤的转复率。手术在微创条件下进行,患者恢复较快,取得了成功率高与手术创伤小的双丰收,是未来重要的发展方向。

经典外科消融手术（迷宫手术）是治疗房颤的金标准，具有很高的治愈率。相比之下，微创外科房颤消融因为受心脏位置、消融工具的限制，部分位置无法完全消融，因此在一定程度上影响了治疗效果。介入房颤消融线路相对局限，但可以同时进行电生理标测，为消融提供指导。因此，内外科联合消融不仅可以达到迷宫手术的效果，而且手术创伤小。

心脏移植后的预期寿命有多久

心脏移植是治疗终末期心脏病最有效的手段。据国际心肺移植联合会统计，全球每年完成5000~6000例心脏移植，目前我国每年开展约500例心脏移植。

进入21世纪以来，我国心脏移植出现了两个里程碑式事件：一是2010年由国家卫生健康委员会组织、中国医学科学院阜外医院牵头建立的国家心脏移植注册系统，标志着我国心脏移植正式进入规范管理时代；二是2015年中国公民自愿捐献成为器官移植的唯一来源，中国心脏移植正式进入脑死亡供体时代。

在此背景下，我国心脏移植呈现出良好发展态势。中国医学科学院阜外医院的长期随访数据显示：1年、5年和10年心脏移植术后的存活率分别达到94%、88%和78%，同期国际心肺移植协会报道数据分别为84%、72%和57%。可见，我国高水平中心的心脏移植效果已达国际先进水平。

猪心替代人心成关注焦点：异种器官移植离我们还有多远

  2022 年 1 月 7 日，美国马里兰大学医学院外科医生团队成功将一颗基因修饰猪的心脏移植到一名 57 岁的男性心衰患者体内。这是全球首例基因修饰猪心脏移植到活人体内的手术。尽管移植患者仅存活 2 个月，但此事件仍然引起了社会上对于异种器官移植的广泛讨论，异种器官移植面临排异反应、凝血功能障碍、生物安全、伦理争议等诸多挑战。

  我国异种器官移植研究也在逐步开展，目前各项政策正在不断推进和完善中。在过去的十几年中，随着转基因猪的问世，一些单克隆抗体、抗排异药物的产生，以及抗凝血功能的新药机制研发，异种器官移植取得了较大的进步，但目前的异种心脏移植从临床实验到真正的临床应用仍任重道远。

第七章

您应该知道的氧疗知识

杨 晶

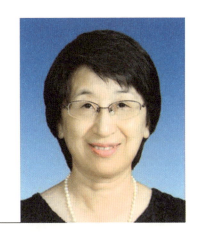

医学博士,主任医师,研究生导师,首都医科大学附属北京朝阳医院高压氧医学科主任。兼任中华医学会高压氧医学分会第九届委员会副主任委员,北京医师协会第一届高压氧专家委员会主任委员,北京医师协会第五届委员会常务理事,北京医学会高压氧医学分会第七届委员会候任主任委员,中国女医师协会第一届心脏康复研究中心常务委员,中华志愿者协会医疗专家志愿者委员会常务委员,京津冀高压氧医学合作中心主任。中华医学科技奖评审专家,中国冰雪医疗卫生保障特聘专家,*Undersea and Hyperbaric Medicine*等杂志审稿专家。

从事临床工作30余年,擅长高压氧综合治疗急性脑血管病、重症脑损伤、突发性聋、迟发性脑病、脑干和小脑损伤、意识障碍、认知障碍等;应用神经电生理评价脑功能;中老年人群脑健康保健。目前主要研究方向为神经炎症对神经系统损伤和再生的影响,以及高压氧的保护机制。

主持及参与多项国家及省部级科研课题项目，以第一作者或通信作者在 SCI 发表论文 20 余篇，在核心期刊发表论文 30 余篇；出版译著 1 部，主编专著 2 部。

生命与氧

生命离不开氧。新生儿呱呱落地第一声啼哭代表着肺部开始了呼吸运动,从此,一个人的生命活动每时每刻都与氧息息相关。

随着社会的进步,健康受到高度重视,那人们在更多地关注饮食、饮水的同时,是否也在关注氧气在全生命周期健康中的重要作用?

氧气、食物、水是维持生命活动的三大要素,氧气是机体新陈代谢过程中的必需物质。体内代谢有两种方式——有氧氧化和无氧酵解,细胞有氧氧化过程在线粒体内进行,产生大量三磷酸腺苷,是机体主要的能量来源。

氧气通过呼吸过程进入机体深处

氧气随着呼吸进入肺泡,再通过心脏-血液循环输送到机体的组织器官中。

呼吸全过程包括三个相互联系的环节:

(1)**外呼吸**:是指氧和二氧化碳在肺泡与肺毛细血管血液之间的交换。

(2)**氧气在血液中的运输**。

(3)**内呼吸**:是指氧和二氧化碳在机体组织细胞与毛细血管血液之间的交换。

缺氧

缺氧指因组织供氧不足或利用障碍引起机体功能代谢及形态结构发生改变的一系列病理变化过程。氧气进入机体过程中的任何一个环节出现病变，都可以导致缺氧。

人体缺氧可分为生理性缺氧、病理性缺氧、环境性缺氧。

（1）**生理性缺氧**：主要指随着年龄的增长，各组织、器官的机能开始退化，导致供氧能力不足。步入中老年期，慢性缺氧会越来越明显，生理性衰老通常与病理性改变并存、互相影响。妊娠期妇女的缺氧表现属于生理性缺氧。

（2）**病理性缺氧**：是指因心肺循环等疾病造成吸入氧气、携带氧气能力不足导致的缺氧。机体感染、发热、炎症、抽搐等急重症也可以出现缺氧。

（3）**环境性缺氧**：包括有毒气体环境、雾霾天气、封闭场所等造成的缺氧；高原、高空空气稀薄产生的缺氧。

 # 大脑离不开氧护

无论婴幼儿还是中老年人，在全生命周期健康中，大脑对缺氧的反应极为敏感，氧护大脑至关重要。

大脑是人体中对氧需求量最大的器官，每分钟需消耗氧气250~400 mL。正常人脑的重量（约150g）占身体总重量的2%~3%，而脑的耗氧量却占人体总耗氧量的 20%~30%。脑组织不能储存氧气和葡萄糖，完全依靠血液中运输的氧气维持大脑的正常生理功能，所以，体内氧气全部利用起来也只能供应大脑使用不超过 4 分钟。

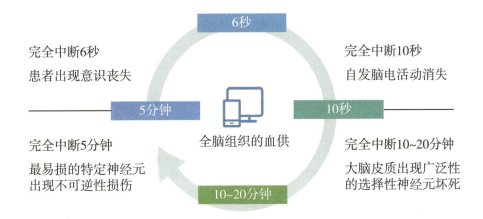

 氧分压与年龄有关

动脉血氧分压降低是衰老的重要标志之一。据测定，老年人每增加 1 岁，动脉血氧分压平均降低 3 mmHg，老年期生理性衰老的结果直接造成老年人摄氧量、运氧能力、利用氧的效率均降低，微循环可最早缺氧，严重时动脉血氧分压开始下降，机体表现出不同程度的慢性缺氧状态。

年龄与血氧分压

年龄	血氧分压范围（均值）/mmHg
20~29 岁	84~104（94）
30~39 岁	81~101（91）
40~49 岁	78~99（88）
50~59 岁	74~94（84）
60~69 岁	71~91（81）

老年期的缺氧

老年期的慢性缺氧可以造成多器官衰老。

● **心血管系统的老化**：25 岁青年人的心脏每分钟可向细胞输氧 4L，到 70 岁时下降一半，只能送氧 2L。

● **呼吸系统的老化**：60 岁健康人的肺泡残气量几乎是 30 岁健康人肺泡残气量的一倍。呼吸功能减退又加重心脏功能的变化，形成心与肺的退行性相互作用，是衰老过程的重要环节。

● **中枢系统的老化**：神经细胞数量减少，神经细胞中的脂褐素等物质沉积，神经反应和传导速度降低等，而且对整个机体功能也存在全面影响。

与此同时，老年人的消化、内分泌、免疫、运动等系统也会出现相应的老化缺氧问题。

第七章　您应该知道的氧疗知识

 氧疗方法

值得注意的是，许多疾病起始于缺氧状态，许多治疗不理想或许与未能及时纠正缺氧有关。因此，在保健与治疗中要关注科学用氧。

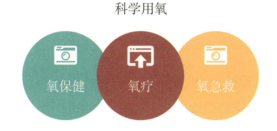

根据不同需求，可采用鼻导管、面罩、头罩、氧帐、局部供氧装置、呼吸机、家用制氧机、微压氧舱、婴儿氧舱、高压氧舱等方法供给氧气。其中，老年期氧保健建议使用家用制氧机、微压氧疗、高压氧疗等。

从20世纪70年代开始，氧疗逐渐进入家庭。1987年在美国召开了第一届国际家庭氧疗学术会议，会议指出，坚持家庭氧疗

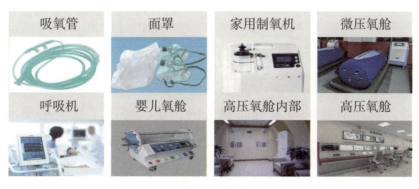

常见氧气设备

可使一些疾病的死亡率成倍下降。我们建议：家庭氧疗时间可以安排在早起后、运动前后、临睡前，每次吸氧 30~60 分钟。

什么是高压氧疗

高压氧疗（hyperbaric oxygen therapy，HBOT）是指机体在高于海平面压力（1.0 个大气压）的治疗舱内吸入纯氧或高浓度氧治疗疾病的方法。

2013 年，美国水下与高气压医学会提出高压氧用于临床治疗时应该加压等于或大于 1.4 个大气压，同时呼吸接近 100% 氧气。

高气压医学主要包括潜水医学和高压氧医学。高压氧医学属于一门古老而又新型的交叉学科，主要指临床高压氧医学，即以高压氧疗为主体，涉及多学科疾病，研究和解决与缺血、缺氧相关的各种问题。

1963 年，在荷兰学者 Boerema 的主持下召开了第一届国际高气压医学学术会议，标志着现代高压氧医学的开始。

高压氧疗的发展历程

世界高压氧疗的发展具有悠久的历史，经历了从潜水及水下作业，到潜水学和潜水医学；从 1662 年英国 Henshaw 建造第一个加压室、使用压缩空气治疗疾病、高气压医学开始萌芽，到高压氧医学经历第一次低谷；从氧气的发现，到 1867 年 Valenzaela 创建在 2 个大气压高压舱内吸纯氧治疗疾病取得良好效果，再到高压氧医学进入第二次发展热潮；从1921年美国建造大型高压氧舱，用高压氧治疗当时美国流感大流行的重症患者，到1928年美国学者Curningham在克利夫兰市建造了一座巨球形、内分7层72个房间的超大豪华型高压氧舱；从早期阶段人们对高压氧认识的局限性，到发展过程几经波折，最终在医学领域展示了其独特性。

1960年，荷兰学者Boerema发表了著名论文《无血的生命》，轰动世界，成为高压氧医学发展史上的里程碑。Boerema的实验研究：在相同温度（27℃）、呼吸支持（气管插管）、出入量（股动脉放血与股静脉补充）等速条件下，在3个大气压的高压氧舱里，对实验猪从股动脉放血的同时，从股静脉补充生理盐水、胶体溶液等不包括血红蛋白的液体，血液里几乎没有红细胞，血红蛋白最低降到0.4%（4 g/L）。在这段时间，心电图没有显示病理性改变，血液循环及血压自动维持在正常状态，实验猪在舱内奇迹般地存

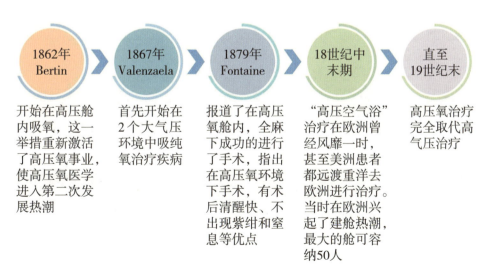

高压氧医学发展重要事件

活了 45 分钟。回输正常血液后平安恢复，减压出舱。在常压环境中，对照猪按上述条件从动脉放血、同时从静脉补充液体，但是会很快死亡。该实验提示我们：高压氧下，可以通过增加溶解氧量维持机体的生理过程。

随着对高压氧生理作用、治疗机制、不良反应防治等方面的深入认识以及科技的进步，氧舱设备使用更加安全。20 世纪 60 年代以后，高压氧医学进入第三次发展热潮。

我国高压氧医学事业起步较晚，但发展速度很快。1963 年，李温仁教授建成我国首座医用高压氧舱。1992 年，中华医学会高压氧医学分会成立。目前，我国应用高压氧治疗的疾病谱可达 100 余种，治疗范围涉及临床各学科。1993 年、2008 年，分别在福州和北京成功举办了两届国际水下及高气压医学会议。

高压氧疗及家庭氧疗的应用：老年期的几个病例

高压氧疗

患者，男，80 岁，脑供血不足，有嗜睡症状近一年，既往 2 型糖尿病 10 余年，血糖控制良好，查体基本正常。但医生在向其及家属解释病情时，患者忍不住睡着了，无禁忌证。高压氧疗 14 次后，患者述每天上午都可以与助手谈论研究工作，不再乏力困倦，还经常出现创造性思维。

患者，女，71岁，失眠，有睡眠困难数年，每晚入睡困难，夜间醒后再入睡不易，没有其他慢性疾病，查体正常，无禁忌证。高压氧疗10次后，患者述每晚入睡较快，夜间连续睡眠时间增多。

患者，女，65岁，糖尿病一月有余，2型糖尿病20余年，血糖控制尚可，查体右足趾深暗红色、足背动脉波动弱，无禁忌证。高压氧疗20多次后，可见患者右足暗红色逐渐变浅；40多次后，右足颜色基本恢复正常。

家庭氧疗

患者，女，93岁，3年前肺炎住院发现低氧血症，血氧分压<60 mmHg，无特殊疾病，可正常交流，搀扶下能行走，多数时间坐轮椅。每天家庭氧疗2~3次，每次1小时左右，1年前多脏器衰竭再次住院时，血氧分压一直维持在90 mmHg以上，多次告病危后均被抢救过来。

患者，女，85岁，慢性肺疾病，咳嗽咳痰20余年，反复肺部感染。每天家庭氧疗2~3次，加重时3~6次/天，每次1~2小时，症状明显减轻，抗生素使用时间也随之减少，缩短了病程。

高压氧疗的理论基础

氧在血液内的运输有两种形式，即结合氧（与血红蛋白结合的氧）和物理溶解氧（溶解在血浆内的氧）。

根据气体溶解定律，压力与溶解氧的关系如下。

不同压力对动脉氧的影响

总压力 (大气压)	呼吸 气体	肺泡氧分压 (mmHg)	动脉血				
			氧分压 (mmHg)	氧饱和度 (%)	结合氧 (mL%)	溶解氧 (mL%)	氧含量 (mL%)
1.0	空气	102	100	97	18.2	0.3	18.5
1.0	纯氧	673	650	100	18.8	2.1	20.8
2.0	纯氧	1430	1360	100	18.8	4.2	23.0
2.5	纯氧	1810	1740	100	18.8	5.3	24.1
3.0	纯氧	2200	2100	100	18.8	6.4	25.2

理论上，100 mL 动脉血的含氧量为 19 mL%，100 mL 静脉血的含氧量为 14 mL%，两者的差值实际上就是在组织进行气体交换时应提供的氧量。高压下呼吸纯氧，血浆中的溶解氧量与压力成正比，当压力达到 2.36 ATA 时，100 mL 动脉血中的溶解氧量上升到 5.29 mL%，完全可以满足机体组织代谢的需要，这时不需要血红蛋白供氧。

高压氧疗的主要作用机制

高压氧疗主要通过增加血液中的溶解氧量，提高血氧分压；提高氧弥散量及弥散距离；增加椎-基底动脉血流量；刺激病灶区毛细血管新生，促进侧支循环建立；促进受损神经修复与再生；可抑制许多厌氧菌或需氧菌的生长和繁殖，与一些抗生素药物产生协同效应等。

通过改善微循环，纠正器官、组织、细胞的深层缺氧状态。不同压力的高压氧疗有别于常压下吸氧。

第七章 您应该知道的氧疗知识

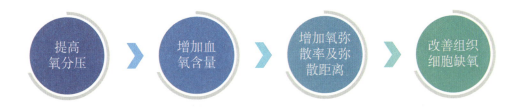

 ## 国内外高压氧治疗的适应证

在国际上,急性一氧化碳中毒、气栓症、减压病、气性坏疽首选高压氧治疗。当然,国内外高压氧治疗共识中的适应证也在不断更新。

近年来,中华医学会高压氧医学分会公布了百余种高压氧治疗适应证,涉及临床内、外、妇、儿、五官等多个学科,如慢性脑供血不足、糖尿病和糖尿病足、牙周病、耳鸣、周围神经损伤、不愈合伤口、突发性聋、心肺复苏后脑复苏、失眠、疲劳综合征等。

 ## 几篇具有影响力的高压氧领域论文

- 2006年,美国宾夕法尼亚大学医学中心的学者发表文章《高压氧动员干细胞释放》,涵盖了临床与基础研究内容,发现高压氧疗通过刺激NO合成动员干细胞/祖细胞释放,20次高压氧疗后,循环血中其数量增加8倍,为高压氧医学的发展带来第二个春天。

● 2020年，以色列Shamir医学中心的学者发表文章《高压氧增加端粒酶长度以及减少血细胞的免疫衰老：一项前瞻性试验》，研究了对35位64岁以上健康人给予高压氧疗（每周5次、3个月60次）的效果，提示高压氧可诱导显著的抗衰老作用，包括明显增加老年人群的端粒长度和衰老细胞的清除，端粒长度显著增加20%以上，免疫衰老细胞减少30%以上，相当于逆转衰老、年轻25岁。

● 2021年，以色列特拉维夫大学的学者发表文章《高压氧治疗可减轻阿尔茨海默病小鼠模型和老年患者的血管功能障碍及淀粉样蛋白负荷》，对基线时有显著记忆损失的老年患者给予高压氧疗（每周5次，3个月60次），观察到脑血流增加和认知能力改善，提示高压氧疗在缺氧相关神经系统疾病特别是在阿尔茨海默病和衰老中的疗效。

2019年诺贝尔生理学或医学奖授予"氧感知通路"方面的研究

2019年，诺贝尔生理学或医学奖颁给了William G. Kaelin教授（哈佛大学）、Peter J. Ratcliffe教授（牛津大学）、Gregg L. Semenza教授（约翰斯·霍普金斯大学），以表彰他们发现了细胞如何感知和适应氧气。

生物体感受氧气浓度的信号识别系统是生命最基本的功能。几个世纪以来，人们对氧的重要性已有所了解，但细胞如何适应氧水平的变化一直未知。

三位科学家阐明了生物体在分子水平上感受氧气含量的基本原理,揭示了缺氧时一个重要的信号机制,其中最核心的缺氧诱导因子含量与氧浓度非常相关,是关键的"开关"蛋白。

低氧条件下可导致多种疾病的发生,如肿瘤、心肌梗死、脑卒中和外周血管疾病等,这一信号机制的发现为贫血、心血管疾病、退行性病变以及肿瘤等多种疾病开辟了新的临床治疗途径。

临床高压氧医学发展前景

未来,临床高压氧医学将与急重症医学、创伤医学、再生医学等多学科实现交叉融合发展。

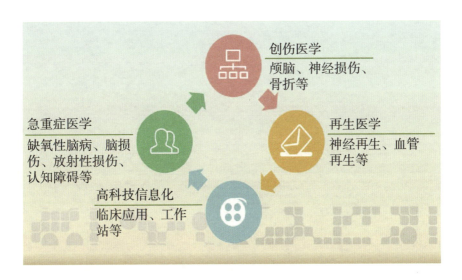

第八章
浅谈中医保健

陈可冀

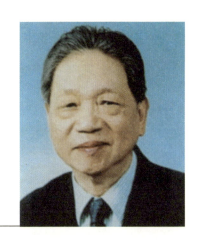

1930年出生，主任医师、教授、博士生导师，中西医结合内科、心脑血管科专家，中国科学院院士。现任中国中医科学院首席研究员，西苑医院心血管病中心主任，中日友好医院全国中西医结合心血管病中心主任，中国中西医结合学会名誉会长，中华医学会常务理事及老年学会主任委员，中国老年学学会名誉会长，中国科学院学部主席团成员。长期从事内科临床医学研究工作，擅长心血管及老年病专业，尤其是中医、中西医结合治疗心血管病及老年医学研究，在活血化瘀及芳香温通方药治疗冠心病的理论及疗效研究、补益脾肾方药延缓衰老的理论及临床研究、清代宫廷医疗经验的整理研究等方面取得了丰硕成果。2007年被评为国家级非物质文化遗产传统医药项目代表性传承人，2009年荣获吴阶平医学奖，2019年获全国中医药杰出贡献奖。

第八章　浅谈中医保健

科学养生是当代生命科学界十分重视的一个重大命题。有了合理的、实事求是的养生方法以实行自我保健，才有可能葆有青春活力和为社会作奉献的基本条件。生命和健康，代表着希望和未来。人们理当自觉地呵护她，细心地雕琢这块生命宝石。

在历史长河中，人们的寿命是短暂的，大家似乎都是"匆匆过客"。汉代著名政治家和文学家曹操在其著名的《龟虽寿》中慨叹："神龟虽寿，犹有尽时"。清代雍正年间的著名养生家马齐则为此撰《陆地仙经》，强调"我命在我，不在天"；虽然这一观点未必全面，但却强调了自我养生的重要性和必要性。

中国历史悠久，在注重养生保健方面积累有十分丰富的经验。养生亦称摄生、道生、保生和寿世。金元时期中医学界四大家之一朱丹溪先生有"与其救疗于有疾之后，不若摄养于无疾之先"（见《丹溪心法》）；晋代葛洪在其所著《抱朴子》中则云："治身养性谨务其细，不可以小益为不平而不修，不可以小损为无伤而不防"；都是注重养生保健防病强身的警句，很值得仔细思量。我国宋代著名文学家苏轼在自我养生感悟中写下了名为《自戒》的诗篇："出舆入辇，蹶痿之机；洞防清宫，寒热之媒；皓齿娥眉，伐性之斧；甘脆肥浓，腐肠之药"，劝诫自己不应贪恋出入依赖车马、食饮必膏粱厚味和迷恋女色，等等。元代名医罗天益则告诫人们养生应注重养心，即所谓的"心乱则百病生，心静则万病息"，特别强调调节情志的重要（见《卫生宝鉴》）。

摘自2009年10月出版的《医学专家的科普丛书（三）：科学健康》。

第九章

更年期性激素治疗与绝经后骨质疏松症

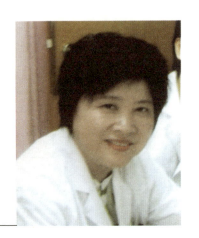

林守清

1942年出生，中国医学科学院北京协和医院主任医师、教授，妇产科专家。致力于妇科内分泌学的临床医疗与研究50余年，擅长诊治妇科内分泌失调相关疾患，如青春期发育异常、各类月经紊乱、功能失调性不孕、更年期问题及性激素水平异常、比例失调有关的各种身心障碍性疾病。

第九章　更年期性激素治疗与绝经后骨质疏松症

女性步入更年期后，由于性激素的改变，更年期的不同阶段会出现各种健康问题。在与性激素相联系的健康问题中，医学证据最确切、医学界公认的问题就是与雌激素缺乏相关的绝经后骨质疏松症。为缓解女性更年期症状、提高性生活质量，更年期医疗和保健已成为维护女性身心健康的基础工作，绝经问题的医疗保健也成为现代医学的一个重要领域。

更年期性激素治疗

女性的卵巢，从其功能启动至发育成熟和维持着的约40年间，合成和分泌着多种性激素。这些性激素除维持其生殖功能外，还参与维持女性的其他生理功能，因而是支持人类繁衍和健康生存所必需的，其中雌激素是对女性起主导作用的激素。随着卵巢功能的衰退，女性将步入更年期，在此期，卵巢合成的性激素发生了巨大变化，最初的改变主要是几种性激素之间的比例出现了失调，最后是性激素的缺乏。因此，在更年期的不同阶段，由于性激素的改变不同，将出现与其相联系的各种健康问题。此时，性激素的改变成为发生健康问题的一个主要原因。当然，这些健康问题的发生及其严重程度还受个体遗传、生活方式、环境、疾病与年龄等因素的影响。本章只讨论性激素这一个原因。在与性激素相联系的健康问题中，医学证据最确切的、医学界已公认的问题，就是与雌激素缺乏相关的绝经后骨质疏松症。补充雌激素可以预防该病症，这就是本章的中心内容。

临床需求推动了性激素疗法的诞生、发展和走向成熟。在纯化的雌激素问世之前，就有人用干燥的动物卵巢来治疗更年期症状，1937—1943年，有人提出可用雌激素预防骨质疏松症。目前仍在流行的一种保健品，即动物性腺的各种制剂，实际上与卵巢干燥品疗法一脉相承。更年期及绝经后激素疗法临床地位的确立是在20世纪60年代初，开始是为缓解更年期症状，很快被扩展到可"永葆女性美丽"和预防慢性衰退性疾病。80年代证实雌激素可以预防女性绝经后骨量的快速丢失。1986年，美国食品和药品监督管理局批准结合雌激素（倍美力）可用于预防绝经后骨质疏松症。此外，观察性研究，尤其是大型观察性研究——美国12万护士参与的护士健康研究还强烈支持：雌激素和雌孕激素对冠心病有一级和二级预防作用，并对其他慢性病如老年痴呆症等全身性退化性问题有预防作用。受此结果的影响，90年代，性激素疗法在临床被异常广泛地采用，在民间也十分流行，其中当然不乏滥用和应用不当。

2002年7月，美国权威杂志发表了大型随机对照研究——女性健康基础干预研究的初步结果，该文章指出，性激素疗法对女性总体健康不利，结论是不能将此疗法用于预防老年慢性病。在随后的半年内，医学各界乃至报刊、媒体对性激素疗法"群起而攻之"，激素疗法的相对危险度被扩大为绝对危险，该疗法被"妖魔化"，被视为"洪水猛兽"，将雌激素与癌症、冠心病、卒中、血栓病、老年痴呆症等紧紧地联系到一起。在这种氛围中，对激素疗法的恐惧弥漫着全球。激素疗法有这么可怕吗？真实情况是怎样的呢？在过去的5年，国内外妇产科学界对激素疗法风风雨雨数十年中两次高潮、两次低谷的历史及相关研究进行了科学的

第九章 更年期性激素治疗与绝经后骨质疏松症

整理和分析,提出了指导建议或制定了指南,以指导临床医生根据女性个体的需要、愿望和充分理解利和弊后,帮助女性作出决策,正确应用性激素疗法维护其健康。目前的共识是,正确应用性激素疗法有利于更年期乃至老年女性的健康,提高其生活质量,延长其寿命。性激素疗法是一种效/价比高的临床医疗措施。本章基于医学界的共识,从基本知识入手,以问答的形式来介绍更年期性激素疗法与绝经后骨质疏松症的防治。

我国更年期女性的人数有多少

更年期女性人群庞大,近年来增长明显。女性35岁以后卵巢功能衰退加速,45岁以后卵巢功能已明显衰退。按照2004年和2006年卫生部发布的卫生统计提要所列,经保守估算,将45~59岁计入更年期。更年期女性占总人口的百分比,在1990年为5.7%,2000年为7.6%,10年间增加了1.9%;2004年为9.4%,4年间增加了1.8%,增长速度明显加快。

我国大陆地区女性的年龄分布

年龄组(岁)	女性占总人口的百分比(%)		
	1990年	2000年	2004年
0~14	13.31	10.72	8.90
15~34	18.66	17.40	15.72
35~44	6.37	7.41	8.86
45~54	3.97	5.80	6.93
55~59	1.75	1.80	2.42
60~64	1.46	1.61	1.86
65~74	2.05	2.45	2.90
75~84	0.83	1.09	1.29
85+	0.15	0.21	0.26
合计	48.55	48.49	49.14

按此表估算，2004年更年期女性人口数已达约1.2亿。2000—2025年，全球超过60岁的人数从5.9亿增至10亿。更年期医疗和保健是维护老年人身心健康的一个基础工作。面对这样庞大的人群，针对绝经问题的医疗保健是现代医学的一个重要领域。

育龄期女性非孕期情况下，性激素从何处产生

性激素主要有三类：雌激素、孕激素和雄激素。育龄期女性生理非孕情况下，体内雌、孕激素主要来自卵巢。雌二醇为活性最强的雌激素，卵巢合成的雌二醇占全身总量的95%。而雄激素除卵巢来源外，还有约50%来自肾上腺和由周围组织中的前体转化而来。卵巢功能的衰退主要影响雌、孕激素的产生，年龄增长的因素主要影响雄激素。对女性生殖和健康至关重要的是雌激素和孕激素。

女性一生中雌激素的水平以怎样的模式改变

下图显示了卵巢内的基本功能单位——卵泡的周期性活动模式，由于卵泡周期性分泌激素，女性血中雌、孕激素浓度才表现出周期性变化。

育龄期（20~40岁）的正常女性，约28天来一次月经，这就是月经周期。发生月经的根本原因是由于卵巢内卵泡的周期性变化，这就是卵巢周期。卵巢周期的长度也是28天。这28天又可以分为两个时相，第一个时相14天，为卵泡期。在卵泡期，随着卵泡的发育，它所分泌的雌二醇逐渐增加，血中雌二醇浓度最低

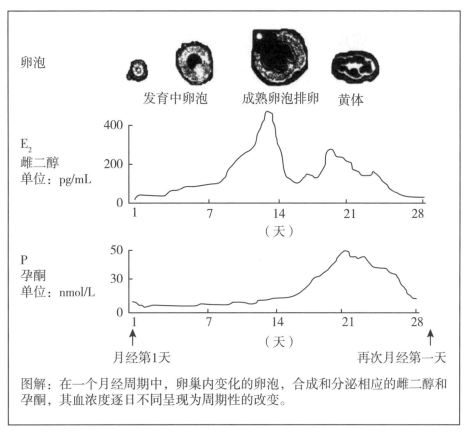

女性月经和卵泡,雌、孕激素水平的周期性变化

时约为 40 pg/mL,最高时可增加 10 倍,约为 400 pg/mL。排卵后进入第二个时相,为黄体期,在此时相卵泡变为黄体,继续分泌雌二醇,同时分泌黄体酮。在黄体期血中雌二醇浓度最高可达约 300 pg/mL。在卵巢周期第一个时相卵泡期中,由于逐渐升高的雌激素的刺激,子宫内膜生长并增厚;在第二个时相黄体期,由于黄体酮的作用,使生长的内膜成熟;在卵巢周期结束时,即黄体期末,萎缩的黄体不能继续产生雌、孕激素,子宫内膜失去激素的支持,于是坏死、脱落、血管破裂出血,这时就有了再次月经。

也就是说，在女性自身能看得见的月经周期中，支撑着这种月经变化的背后，是看不见的卵巢周期和其周期性变化的激素。上图显示了月经、雌、孕激素和卵巢内卵泡的周期性变化。血雌二醇最高约 400 pg/mL，最低约 40 pg/mL，在一个周期的大部分时间内，约在 80 pg/mL 以上。下图则显示了在女性的一生中雌激素的变化模式。在 20~40 岁，雌激素呈现周期性的升高和降低，基本上是以 28 天为一个周期。40~45 岁进入更年期，血中雌激素总量逐渐下降，绝经后迅速下降，血中雌二醇浓度不到 20 pg/mL，大多数绝经后的女性血中雌二醇浓度小于 10 pg/mL。

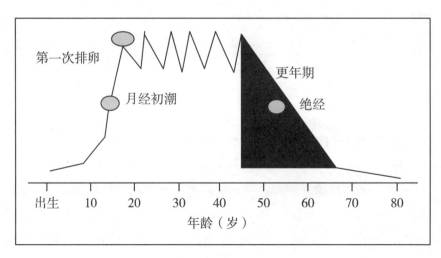

女性一生雌激素水平的变化模式

绝经后女性体内雌二醇的产量是多少

育龄期女性卵巢每日产生雌二醇 60~600 μg，绝经后每日的产量只有 15~25 μg，约是育龄期最低水平的 1/3，最高水平的 1/30。但是胖人的脂肪能产生较多的雌激素。当卵巢每日产生 60 μg 雌二醇时，其血中雌二醇浓度为 40 pg/mL。

性激素在正常女性中主要有哪些生理功能

1. 雌激素在正常非孕期女性中的主要生理功能

（1）生殖功能。雌二醇是体内发挥雌激素活性的主要雌激素，从青春前期起，卵巢合成与分泌的雌二醇量逐渐增加，以促进女性生殖器官及性征的发育。在育龄期，有周期性改变的高雌二醇水平是女性具有生殖能力的一个必要条件。

（2）非生殖功能。维持性征及参与协调机体生理活动，稳定机体内环境属于雌激素的非生殖功能。基础状态的低雌二醇水平（约 40 pg/mL）可以满足机体生长发育和基本生理功能的需要。大量的临床研究也已证实相当于育龄期基础状态——早卵泡期水平的雌二醇量（40~60 pg/mL）可以纠正一位绝经后女性与雌激素缺乏相关的生理健康问题。

2. 孕激素（黄体酮）在正常非孕期女性中的主要生理功能

（1）生殖功能。在育龄期女性的黄体期，足够量、持续足够时间的黄体酮可使其已生长的子宫内膜成熟，具有分泌功能、蜕膜化、接纳孕卵、提供胚胎早期发育的环境。

（2）非生殖功能。非孕状态下，在每一个约 28 天的月经周期中，14±2 天的黄体酮影响，保护青春期、育龄期和绝经过渡期女性的子宫内膜，可以避免其异常生长。同时，孕激素可以协同雌激素参与调节各器官的功能。对于一位需要给予雌激素的有子宫的绝经后女性，加用孕激素的目的在于避免其子宫内膜的异常生长。

3.雄激素在正常女性中的主要生理功能

雄激素是合成雌激素的底物；腋毛、阴毛的生长是性征发育的一部分，雄激素可以刺激这些性毛的生长；雄激素促进蛋白的合成及骨髓造血；雄激素可能还与性欲有关。

女性在绝经过程中缺乏性激素可能会出现哪些健康问题

卵巢功能衰退是一个过程而不是一个事件。目前公认从平均约35岁起卵巢功能开始衰退，实际上，当卵巢功能达到旺盛顶峰时就开始了衰退的改变。在37~38岁时，卵巢内卵泡数加速减少，卵巢功能衰退的速度也随之加速。当有功能的卵泡几乎从卵巢内消失时，卵巢几乎不能再产生雌激素，子宫内膜即随之萎缩，不会再脱落出血，女性即绝经。我国女性平均绝经年龄视地区不同，一般在47~49岁。

1.从卵巢功能开始衰退到绝经，女性可能出现哪些临床问题

这个衰退过程历时相当长，前期改变轻微、缓慢，通常不会被察觉到。

从平均37岁开始直到45岁左右，卵巢功能衰退速度加快，卵巢开始缩小，内分泌激素发生了衰退性改变，多数女性未察觉到明显的不适。但是原本很规律的月经现象发生了变化。月经周期的长度可能缩短：从原先的28天可能逐渐缩短至26天、24天、22天，甚至更短。出血期的时间却延长：在月经样出血的前几天或后几天，会有淋漓样的出血。女性就诊时，可能告诉医生："一

个月内，内裤干净不了几天。"有些女性在经前可能出现一些不适，类似于经前紧张症的症状，如心烦、脾气大、头痛、胸腹胀满、睡眠质量差、难以入睡等。当月经一来，这些症状随即消失。一些女性会说："与经前相比，好像变了个人似的。"

从45岁左右至绝经，卵巢内的卵泡不能像以往那样正常的生长、成熟和排卵。不正常的情况多种多样，但大致有以下规律：①先是卵泡生长过度，甚至形成单纯的无回声囊肿，在超声检查下，显示为竖向直径 2~6 cm、横径 2~4 cm 的囊样物，当囊肿较大时，通过常规的妇科检查，在下腹一侧可触及囊性包块。这种囊性包块会变化，常在月经后缩小或消失；或反复出现，有时在左侧，有时在右侧；有时大，有时小。我们常称之为卵巢功能性囊肿，这种情况常发生在绝经过程中，因卵巢功能衰退、卵泡异常生长时出现。异常生长的卵泡除了卵泡异常增大、形成囊肿外，还有数目不等的多个卵泡有不同程度的生长过度等。这些卵泡不能排卵，不能合成孕激素，但能合成和分泌较多的雌激素，从而形成一种持续时间较长的相对过多的雌激素状态。在这种单一雌激素长期作用下，某些妇科器质性病变的发生增多、进展变快，如子宫内膜的异常生长可演变为增生性病变、子宫肌瘤长大、内膜异位症的发生增多及其病灶进展等。由于子宫内膜异常或不规则的生长，与生殖器官的其他病变共同作用，可能导致月经不规律，周期或长或短，经期或长或短，经量或多或少。因此，这是一个由于雌激素相对过多，缺乏孕激素，妇科疾病增加的阶段。②此后，卵泡生长受限，合成和分泌的雌激素将逐渐减少，最终导致雌激素缺乏。此时，与雌激素刺激相联系的良性妇科病变，如肌瘤等可能逐渐缩小；月经周期将逐渐延长，经量逐渐减少，直至绝经。在此需要提醒的是,在此前的月经不规律期,个别女性由于存在多种危险因素,其良性病变可能发展为恶性。因此,不能存有侥幸心理,认为"忍一忍就过去了"。当出现月经不规律时,应及时就医。

2. 绝经后,女性会出现哪些健康问题

女性绝经后的生命大致可分为两期:绝经5年内为早期;绝经5年以上为晚期。不适的症状和健康问题出现及持续的时间与绝经和年龄的关系见下页。

(1)**绝经早期**。临床症状和健康问题主要与雌激素的迅速、持续性低落相联系。自我可察觉到的不适涉及全身各器官系统,但主要表现在以下几方面。

- 精神神经症状:睡眠障碍,如失眠、早醒、易醒、再入睡困难等;情绪异常,表现为烦躁、易激动、好哭、焦虑、不安、紧张、缺乏自信等神经质样症状。严重时可诊断为焦虑或抑郁障碍。此时女性会诉说:"我疲乏极了"。对生活与工作的兴趣下降,个别人还有"活着没意思"的感觉。与雌激素不足有关的情绪异常通常不会演变为抑郁症或焦虑症,后者属于精神科的领域,应注意二者的鉴别。

- 血管舒缩症状:血管舒缩功能失调时,女性可能感觉潮热、多汗,其严重程度不等。典型情况下初起时多在后半夜和凌晨发作,之后白天也会发作;严重时难以计数,影响睡眠、工作和生活。潮热、多汗是缺乏雌激素的特异性症状。过去常认为中国女性发生较少,当仔细进行评估时,其实在中国女性中并不少见。其他疾病如甲亢、糖尿病、恶病质患者也可能有潮热、多汗的症

第九章 更年期性激素治疗与绝经后骨质疏松症

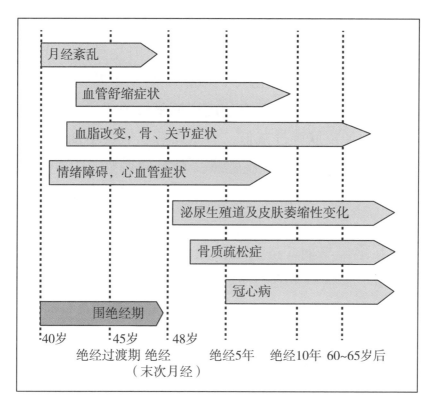

更年期症状及其健康问题与绝经和年龄的关系（模式图）

状，需注意鉴别。

- 骨关节系统症状：自感晨起手关节发僵；受凉后全身各处易发生肌肉关节疼痛；出现双膝关节的症状，如退化性病变样，上下楼困难、腿发软等；腰背不适、酸痛；活动度受限等。

- 心血管系统症状：心律不齐，如期前收缩，甚至还有二、三联律样改变，心悸、胸闷、咽堵、血压波动等。个别女性的心电图或脑电图显示可能有缺血样改变。部分女性表现为阵发性、一过性发作，有时会在后半夜发作，可有濒死感。有时会被误诊为冠心病。

- 泌尿生殖系统症状：可有萎缩性阴道炎的表现，如外阴干、疼，阴道烧灼感，性生活不适以至困难；泌尿道萎缩性改变的症状犹如膀胱炎的症状；盆底肌肉松弛，可有生殖道膨出或脱垂，以及尿失禁等。在萎缩状态下，该系统易发生其他病原性感染，此时，除萎缩症状外还合并有相应病原感染的症状。

● 其他：如皮肤弹性减低，有干燥感，皱纹增加，色素增多；感觉异常，如瘙痒难忍、蚁爬感、莫名的刺痛、耳鸣、既怕热又畏冷等；记忆力下降，工作效率降低，视力调节功能下降出现老花眼等。

女性在绝经早期，虽受很多症状困扰，但自认为"更年期，几年就过去了，忍一忍吧"，殊不知，体内各器官的退化正悄悄地进展着，使许多女性错过了预防老年退化性疾病的最佳时机。

自我未能察觉的变化，目前较明确的有：骨组织量的快速丢失，需通过专门的骨密度仪定期检测才能发现；血脂的变化，通过定期检查其血浓度也可发现。机体其他部分也在悄悄地改变着，目前尚缺乏可靠的定量设备及时发现。

（2）**绝经晚期**。绝经晚期又分为两个阶段，即绝经6~10年和绝经10年以上。其中，绝经6~10年，雌激素缺乏和年龄增长两方面的因素共同影响着身体，此时女性除了有绝经早期的症状外，开始遭受老年慢性病的折磨。有些女性总觉得自己有大病，频繁进出医院，做各种检查，其中大部分女性最终也未能诊断出明确的器质性病变。早期生理功能的异常在此时可能演变为器质性病变，但仅有少数女性可能被诊断有骨质疏松症或冠心病。

绝经10年以后，在60~65岁以后，女性的身体主要受年龄增长（即老化）的影响。整体健康基本不再受绝经与雌激素不足的干扰。而将遭受退化性慢性老年病的折磨，其严重程度将随年龄的增长而加重。老年病主要是骨质疏松症、心血管疾病和肿瘤等。但约30%的女性仍因雌激素不足遭受萎缩性泌尿生殖道炎的痛苦，需要用局部性激素治疗才能缓解。

在绝经过程（绝经过渡期）及绝经后的生命阶段，女性可能出现不适症状和健康问题，这些问题因个体差异有所不同，因不同时期有所不同。问题可能察觉到，也可能察觉不到；自我察觉到未必严重，自我察觉不到未必不严重。个人的遗传因素、体质、承受力、生活方式、工作压力、所处不良环境、既往疾病史等均可能是其发生健康问题的危险因素，内分泌失调与这些危险因素一起，共同构成了每个女性对其发生健康问题的易感性。易感性高，容易出现健康问题，反之亦然。不同女性对不同的健康问题的易感性也不同，如有些女性血管舒缩症状重，有些女性心血管问题多……每个人有其各自的问题，医生在诊断时一定要牢记个体化原则；而女性切忌"人云亦云""对号入座"，自寻烦恼。更年期是一个生理阶段，但与青年期相比，它是一个更接近生命终点的阶段，蕴含着走向衰老的病理变化，是预防老年病的最佳时期。

什么是性激素疗法

女性一生中的各个阶段，可能患有不同性质的生殖内分泌疾患，不同性激素的量、时间、相互比例的异常可能是这些疾病的结果，也可能是其病因。此时，可给予外源性性激素以纠正与性激素失调有关的生长、发育、生殖、衰退过程中出现的健康问题。这种疗法即性激素疗法（以下简称HT）。HT是妇产科领域的一个基本治疗手段，在妇科内分泌领域更是不可缺少的重要治疗手段。

更年期早期（绝经过渡期和绝经后早期）实施性激素疗法的意义何在

从性成熟期到绝经后早期是每个女性必须要经历的阶段，每个人表现的症状轻重不等、时间长短不一。轻的可毫无症状，重的可能影响工作和生活，甚至引起其他疾病。指导女性顺利地渡过绝经过渡期和绝经后早期，缓解更年期症状，以健康的生理、心理状态进入老年期，有助于预防老年期疾病。此期是更年期的一个较早期阶段，其临床表现与卵巢功能的衰退十分密切。因此，给予外源性雌、孕、雄激素，即性激素治疗成为该阶段临床医学的一个重要医疗手段。

既往对性激素疗法的观察性研究显示有哪些效果

观察性研究指出，HT除治疗更年期综合征外，还有额外的预防老年慢性病的效果。观察性研究，尤其是1976年启动并延续至今的大型观察性研究——涉及美国11个大州的护士健康研究，以及许多有价值研究的综合分析（meta分析）强烈支持：雌激素和雌孕激素对冠心病有一级和二级预防作用。此外，还对其他慢性病如老年痴呆症、其他全身性退化性问题有预防作用。但是，随后对性激素治疗进行的大规模随机对照研究指出该疗法没有预防慢性病的作用。

对性激素疗法进行的大规模随机对照研究的结果怎样

美国女性健康基础干预研究是一个大规模、复杂的临床研究，目的是针对在绝经后女性中疾病和死亡最多见病因的预防和控制，包括癌症、心血管病和骨质疏松性骨折。WHI 开始于 1992 年，2007 年结束，在美国国内设 40 个临床中心，研究对象为 50~79 岁（平均为 63.3 岁）的绝经后（平均绝经 10 年以上）女性。

WHI 的 HT 临床试验部分是基于以往大量研究所积累的信息：雌激素或雌孕激素对心脏有保护作用，但在健康的绝经后女性中的利弊尚未确定。本部分研究的目的，是评价美国最常用 HT 方案（连续联合性激素治疗，简称 CCHRT）对主要健康问题的利弊。设计是采用随机、对照的基本干预试验。干预是每日口服结合雌激素（倍美力）0.625 毫克加醋酸甲羟黄体酮（安宫黄体酮）2.5 毫克。主要终点指标是冠心病的非致死性心肌梗死和死亡，主要不良反应终点指标是浸润性乳腺癌。总体健康指数是总结利弊关系，包括上述两个主要指标与中风、肺栓塞、子宫内膜癌、结肠癌、髋骨骨折和其他原因引起的死亡。参加 HT 组的研究对象有 8506 名，安慰剂组 8102 名。结果显示：在应用雌、孕激素平均治疗 5.2 年内，每 10000 妇女年中，冠心病比安慰剂组多出 7 例，中风多出 8 例，肺栓塞多出 8 例，浸润性乳腺癌多出 8 例；而结肠癌减少 6 例，髋骨骨折减少 5 例；总指数，不利的健康事件多出 19 次。结论：美国健康绝经后女性使用雌激素联合孕激素平均 5.2 年，总体健康危险超过益处。在试验过程中，所有原因导致的死亡未受影响。该试验所发现的危险-益处比与慢性疾病基本预防措施的有效干预原则不符合，该结果表明，对冠心病的 I 级预防不能启用或继续应用这种 HT 方案。10739 名没有子宫的女性参加单雌激素（ET）的研究，激素组单用结合雌激素（倍美力），每日 0.625 毫克，平均应用 6.8~7.1 年，每 10000 妇女年中，与安慰剂组相比，中风增加12例，静脉血栓增加8例，冠心病减少2例，浸润性乳腺癌减少8例，髋部骨折减少6例。结论：切除子宫的绝经后女性平均使用倍美力6.8~7.1年，中风危险增加，髋部骨折危险降低，冠心病发生率不受影响，可能降低乳腺癌的风险（这一点还需要进一步的研究）。倍美力组和安慰剂组发生疾病的情况相同，显示总体上并无收益。因此，不应该为绝经后女性预防慢性病的目的而推荐HT。然而，进一步的详尽分析得到的结果与首次报告不同，例如，将研究对象按年龄每10岁一组进行重新分析发现（2005年发表），年轻者（50~59岁）比年老者（70~79岁）可能会从激素治疗中获益。

2006年发表了重新分析的结果显示（见下页表），50~59岁年龄段女性每日接受结合雌激素0.625 mg，可以降低冠心病的危险性；在单雌激素（倍美力0.625 mg/d）组，浸润性乳腺癌的危险性明显下降；联合应用结合雌激素（倍美力0.625 mg/d）和安宫黄体酮2.5 mg/d，能显著改善记忆功能。

WHI 雌孕激素治疗（EP）每10000妇女年中两个年龄段临床事件的比较
（2005年发表）

事件	50~59岁		70~79岁	
	EP/安慰剂	差值	EP/安慰剂	差值
冠心病	22/17	+5	78/55	+23
中风	14/10	+4	61/48	+13
髋骨骨折	1/3	−2	33/48	−15
全部骨折	111/141	−30	224/285	−61
结肠癌	4/5	−1	14/28	−14
乳腺癌	31/26	+5	54/41	+13

WHI 单雌激素治疗（ET）每 10000 妇女年中两个年龄段临床事件的比较（2005 年发表）

事件	50~59 岁		70~79 岁	
	ET/安慰剂	差值	ET/安慰剂	差值
冠心病	14/24	−10	88/84	+4
中风	16/16	0	71/57	+14
髋骨骨折	4/1	+3	32/52	−20
静脉血栓	15/13	+2	40/28	+12
结肠癌	7/12	−5	32/15	+17
乳腺癌	21/29	−8	32/34	−2

为什么近年来的大规模随机对照研究结果与既往大型观察性研究结果不同

绝经过程（绝经过渡期）和绝经早期（绝经 5 年内）的妇科内分泌失调会引起许多不适和一些健康问题，作为病因，此时为缓解症状和预防一些疾病应该及时采用性激素治疗。而在绝经 5~10 年，除继续进行性激素疗法外，还应考虑年龄的因素，可以合用其他治疗。当绝经 10 年以上，除了泌尿道萎缩性改变、生殖道问题需要继续采用局部性激素疗法外，此时通常不宜为预防慢性病而启用全身性性激素疗法。在绝经过渡期和绝经早期，为缓解更年期症状而启用 HT，与绝经 5 年、10 年或更长时间后为非更年期症状、非性激素变化相关的问题而启用全身性 HT，两者之间有本质的不同，前者合理，后者则是不合理的。

大型观察性研究——护士健康研究的研究对象，在研究启动时，年龄在30~55岁，她们正处于和将处于绝经过程中或绝经早期，对她们施以性激素疗法，绝大多数是为其更年期问题。而近年来的大型随机对照研究的研究对象，在研究启动时，年龄在50~79岁，平均年龄为63~65岁，平均绝经10年以上，主要为老年段的女性，其中仅有10%的被研究者有轻度或中度更年期症状，根据其入选条件，有严重症状的女性不能参加该研究。现在可以这样说，当年（1992年）大规模随机对照研究的设计者们，未对既往大型观察性研究的数据进行详尽的分析，未将性激素疗法定位为一种临床医疗措施，而将其定位为预防老年慢性病的公共卫生手段。也就是说，对性激素疗法的适应人群认识模糊，导致在认识糊涂、应用混乱的基础上对不合适的人群进行了一场大规模的临床试验。也可以说，在WHI研究中，对其中大多数被研究对象、原本不应该启用性激素者，使用了性激素疗法，因而得出了令医疗界混乱、令女性恐慌，总体不利的结果。但还可以这么认为，正是由于这个设计失误的临床试验和过去5年来全球妇产科学界的努力，使我们对性激素疗法的本质有了较清晰的认识，在正确应用性激素疗法的道路上向前迈了一大步。

目前对性激素疗法的益处和应用原则已达成哪些共识

1. 性激素疗法的益处

（1）**血管舒缩症状**：能显著缓解血管舒缩症状及与其相关联的睡眠障碍。其他相关主诉，如肌肉、关节疼痛与活动受限，情绪异常变化、疲乏、性功能障碍、心血管系统的症状等也会在某种程度上得到改善。为缓解血管舒缩症状，应首选HT。

（2）阴道萎缩症状：能有效治疗阴道萎缩症状，同时膀胱、尿道症状也会在某种程度上得到改善。如是单纯阴道症状，一般推荐外阴、阴道局部应用雌激素。

（3）绝经后骨质疏松症：能有效抑制骨量的快速丢失，有效降低绝经后骨质疏松性骨折。可长期应用HT来预防绝经后骨质疏松症。

（4）冠心病：早期（绝经过渡期晚期和/或绝经早期）启用HT，冠心病事件有减少的趋势，甚至可达到有统计学显著意义的减少。

（5）糖尿病：能减少糖尿病新发病例。

（6）抑郁：大多数绝经过渡期和绝经后女性不会发生抑郁。早期短期应用雌激素有抗抑郁的作用，但不推荐作为首选基础治疗。孕激素可能诱导焦虑，但不会降低ET的抗抑郁作用。

（7）皮肤和结缔组织：雌激素能预防结缔组织和上皮的萎缩，增加胶原量，增加皮肤的厚度，减少阳光非暴露区皱纹。

目前，对上述（1）、（2）、（3）条为应用性激素疗法的适应证已达成共识。

2. 性激素疗法的弊处

（1）静脉血栓：性激素疗法使静脉血栓的危险性显著升高，发生在启用该疗法的最初1~2年。升高的危险度总体上较低，在50~59岁女性中甚至更低。60岁以前接受该疗法者，雌孕激素联合疗法使每10000妇女年增加11例，雌激素疗法使每10000妇女年增加2例。口服低剂量或经皮途径可能更为安全。

（2）卒中：性激素疗法似乎增加绝经后女性，尤其是年长者卒中的危险度。但是在50~59岁女性中，卒中绝对危险度的增加在每10000妇女年中仅增加1例，低于年长或绝经年限长者。

（3）乳腺癌：应用雌、孕激素联合治疗5年或以上，每10000妇女年中，浸润性乳腺癌增加4~6例。与联合应用雌、孕激素相比，单用雌激素对乳腺的影响较少，虽然WHI研究表明单用雌激素每10000妇女年减少8例浸润性乳腺癌，未增加乳腺癌的危险性，但目前尚无足够证据支持单用雌激素降低乳腺癌的危险性。有限的观察性数据表明，单用雌激素15年以上可能会增加乳腺癌的危险性。

3. 目前不推荐的性激素疗法应用范围

（1）不推荐以性激素疗法作为任何年龄女性预防冠心病的单一或首要指征。

（2）不应用于卒中的一级或二级预防，尤其是避免用于卒中危险度升高的女性，如已有心血管疾病的女性。

（3）不建议将65岁以后开始雌、孕激素联合治疗用于痴呆和认知力下降的一级预防。

在性激素疗法中加用孕激素的指征是什么

首要指征是保护子宫内膜，有完整子宫、正在应用雌激素的女性，应给予足够的孕激素。无子宫的绝经后女性全身性应用雌激素时，通常不加用孕激素。因阴道萎缩而局部应用雌激素时，通常也不加用孕激素。

常用的性激素治疗方案有哪几种

常用的性激素治疗方案有 6 种。

方案"F"周期性地单用孕激素 10~14 天/周期，主要用于绝经过渡期的女性。

方案"E"连续每日单用雌激素，用于无子宫的有 ET 适应证的女性。

方案"A、B、C、D"均适用于有子宫的女性。方案"A"是每日连续用雌激素，在此基础上，每周期序贯地加用孕激素 10~14 天。方案"B"是每日连续应用雌激素 21~28 天，在此基础上，每周期序贯地加用孕激素 10~14 天。方案"A、B"适用于绝经过渡期偏晚期和绝经早期的女性，但在停用孕激素期间，可能有月

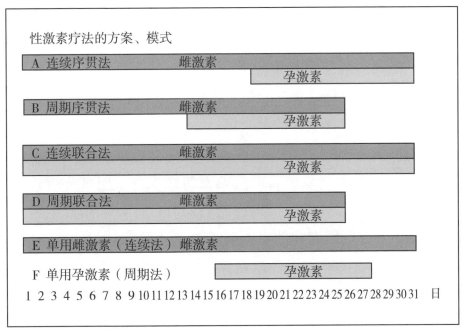

常用的 6 种性激素治疗方案及模式

经样的阴道出血。

方案"D"每日连续应用雌激素和孕激素,每月21~28天,在停用孕激素期间,可能有月经样阴道出血。

方案"C"每日连续应用雌激素和孕激素,理想情况下,无定期月经样阴道出血。适用于不希望有月经样出血的、绝经时间较长的女性,但在应用这种方案的最初6个月内,可能出现阴道不规则出血。

应用性激素疗法前,对女性的身体状况应进行哪些方面的评估

(1)全面的健康评价:包括常规的、例行的每年一次的健康体检,详细的病史。

(2)性激素影响明显的器官:包括乳腺和生殖器官。

(3)绝经后骨质疏松症危险因素的评估:目前常用双能X线骨密度仪,是否进行这项检查视个体情况而定。

(4)其他检查视个体情况决定。

应用性激素治疗主要在于改善更年期女性的生存质量,若此时女性有与绝经无明显关联的其他器质性疾病,应首先进行这些疾病的诊治,在这些疾病得到控制的同时,可以加用性激素疗法以缓解在该女性同时存在的更年期问题。

总之,若能正确应用性激素疗法会使更年期女性的健康获益匪浅,有利于无数家庭的稳定和幸福,提高女性的生产力,大大降低这些女性的医疗费用。但是,性激素疗法也不是万能的,维护女性健康的整体策略还包括合理饮食、适量运动、克服不良生

活习惯、培养良好的心理素质、提高良好的社交能力,关注学习、工作、他人和社会公益事业、品德修养等,性激素疗法是该整体策略中的一部分。在临床应用中,应遵循个体化原则,进行个体的利、弊评估,医患充分交流,以及患者及家属知情同意。

绝经后骨质疏松症

绝经后骨质疏松症是老年女性发生骨质疏松性骨折的主要原因,随着人均寿命的延长,已成为日益严重的公共卫生问题。其发生和处理涉及多学科,是妇产科、内分泌科、骨科、老年科、营养科、胸科、免疫科、放射科等多学科共同关注的问题。绝经后骨质疏松症的发生与伴随着绝经的雌激素不足明显相关。在20世纪90年代以前,针对其发生的主要原因或诱发原因,以补充雌激素为中心的性激素治疗为预防该症的首选一线治疗。目前,已有多种其他药物用于该症的预防和治疗。

骨组织如何进行新陈代谢

骨组织由骨重建单位,即骨的基本多细胞单位(BMU)通过破骨-成骨的耦联活动新陈代谢,自我更新、重建。基本多细胞被激活后,总是从破骨细胞吸收旧骨开始,然后成骨细胞形成新骨,完成一次骨转换。单位时间内出现基本多细胞的数量称为激活率。在每个骨转换过程中形成的骨多于被吸收的骨,骨组织量则会增加,即骨代谢处于正平衡状态,这种情况发生在峰骨量形成前的青少年期。当形成的骨与被吸收的骨相当时，可以维持骨组织量，即骨代谢处于平衡状态，如在达峰骨量前后约20余年内。若新骨不能填满旧骨被吸收后留下的凹陷，骨代谢出现负平衡，骨组织量则减少。当BMU进行负平衡活动时，激活率即激活的BMU数越多，骨转换越强，骨组织丢失则越多。伴随着绝经、雌激素总量的减少，当血中雌激素浓度明显下降以致缺乏时，会发生这种情况：骨转换频率增多，并且在每次骨转换中破骨都多于成骨（失耦联），这是发生绝经后骨质疏松症的基本病理基础。

什么是绝经后骨质疏松症

骨质疏松症是一种全身性疾病，该症患者的骨量低、骨组织微结构受到破坏，因而骨脆性增加且易于骨折，这是一种以骨强度下降、骨折危险性升高为特征的骨骼系统疾病。绝经后骨质疏松症属于Ⅰ型原发性骨质疏松症。与Ⅱ型（老年性骨质疏松症）相比，其特点是：①伴随绝经的骨加速丢失；②绝经早期骨加速丢失以松质骨为主。绝经和年龄增长是女性骨丢失的两个重要独立因素。女性和男性在获骨峰值后，随着年龄的增长，骨缓慢丢失。从将要绝经（即绝经过渡期晚期）开始，在增龄影响基础上，因绝经而发生骨的进一步加速丢失可持续10年左右。为此，女性的骨组织要比男性多丢失15%~20%，女性一生约丢失松质骨50%，男性约丢失30%，因此，女性会较早、较多地发生骨质疏松症。对绝经后女性的骨健康，尤其在绝经过渡期晚期和绝经早期，绝经较增龄更重要。值得注意的是，并非所有绝经后女性

第九章 更年期性激素治疗与绝经后骨质疏松症

都会发生绝经后骨质疏松症。

哪些人容易发生绝经后骨质疏松症呢？发生绝经后骨质疏松症的危险因素有低体重，吸烟，过度饮酒、咖啡和碳酸饮料等，缺乏体力活动，饮食中缺乏钙与维生素 D，光照少，既往有骨折史，合并有影响骨代谢的疾病或应用影响骨代谢的药物，绝经前的长期闭经以及绝经较早，等等。此外，还有遗传因素，如人种、骨质疏松症家族史、携带致骨质疏松敏感的基因变异（基因多态性）等。在各类骨质疏松症中，绝经后骨质疏松症最常见，其临床表现和处理明显区别于其他类骨质疏松症。

绝经后骨质疏松症患者又有哪些临床表现呢？疼痛、脊柱变形和骨折是骨质疏松症的三大典型表现。绝经后骨质疏松症，在绝经早期即可有全身酸痛与不适；骨密度在绝经早期下降明显，尤其是椎体和前臂桡骨部位；没有引起骨快速丢失的其他原因；骨代谢指标显示骨转换增强、骨吸收相对更强；其他生化检查正常；胸腰椎椎体的变形较早发生，X 线可显示有椎体双凹变、楔形压缩等；身高变矮；较早发生骨折的部位是桡骨远端和胸腰椎椎体。

如何治疗绝经后骨质疏松症呢？发生绝经后骨质疏松症的主要原因为雌激素缺乏，因此，激素治疗是首先要考虑选择的治疗方法。雌激素治疗除可以预防骨丢失外，还有改善全身器官功能的整体益处，这是任何其他预防骨质疏松症药物所不及的。因此，当有性激素治疗的适应证、无雌激素治疗的禁忌证时，为预防绝经后骨质疏松症，尤其在绝经早期应首选雌激素治疗。其他药物，如双磷酸盐、选择性雌激素受体调节剂、降钙素、低剂量氟化物、间断应用甲状旁腺激素等，在权衡利弊、患者知情同意后也可选用。辅助措施有补充钙、维生素 D 和运动等。

性激素疗法对预防骨质疏松症的意义何在

当雌激素疗法用于绝经后骨质疏松症的预防时，主要目的在于预防老年时的骨折，因此，使用雌激素治疗的时间较长，但需要的剂量可能较低。以健康生活方式为中心的综合措施，再加上激素疗法，对保护中老年女性的骨健康有着重要作用。

性激素如何影响骨峰值和骨丢失的速度

性激素是机体内环境的一个稳定因素，它除了保持女性第二性征和生育能力等生殖功能外，还参与调节全身各器官系统的生理功能，即非生殖功能。比如，对于骨骼关节肌肉系统，已明确雌激素是影响骨代谢和骨骼生长发育的一个基本激素。各种病理情况缺乏雌激素都是骨质疏松症发生的危险因素（见下表）。

绝经后女性患骨质疏松性骨折的危险因素

·年龄长	·雌激素缺乏*
·体重低	——早绝经（45岁以前）或切除双侧卵巢
·骨密度低	——绝经前长期闭经（1年以上）
·骨折史	·长期低钙摄入
·骨质疏松症家族史	·酗酒
·矫正后仍有视力缺陷	·痴呆
·吸烟	·营养不良
·体育运动不足	·摔倒史

* 正在接受激素治疗的女性不在此范围内。

女性在青春早期，卵巢开始分泌低量雌激素，当血中雌二醇达

20 pg/mL 时，即可刺激长骨生长，此阶段身高增长加快、成骨多于破骨、骨量增多。于 20~25 岁骨量达峰值，并维持 20~25 年，直至绝经前。性激素不足会影响骨量的积累（骨量的峰值）。北京协和医院的一项研究曾以定量计算机层面扫描法评估患有卵巢早衰的青年女性的腰椎松质骨（TBMD，L_2~L_5）的骨量，发现其腰椎松质骨（L_2~L_5）骨矿含量的峰值只有正常月经对照组的 75% 左右（见下表）。

各年龄段高促卵泡激素继发闭经组（卵巢早衰）与正常月经对照组 TBMD* 的比较（mg/cm^3，x±SD）

年龄（岁）	对照组		继发闭经组			P 值
	例数	TBMD	例数	TBMD	比对照组减少的百分比（%）	
18~	11	190±27	5	145±28	23.7	<0.05
25~	16	202±24	12	152±20	24.8	<0.01
30~	14	198±23	15	143±28	27.8	<0.01
35~	25	194±32	32	150±31	22.7	<0.01
40~	13	185±28	14	145±34	21.6	<0.01
45~51	22	183±29	3	119±9	35.0	<0.05
合计	101	192±28	81	145±26	24.5	<0.001

*定量计算机层面扫描法测第 2~5 腰椎松质骨骨量。

体内雄激素血浓度的峰值发现在 20~25 岁，推测青少年期逐渐升高的雄激素也参与了骨量峰值的形成。在长达近 30 年的成熟期有周期性改变的高雌激素及高黄体酮水平，推测这种高浓度的雌、孕激素共同参与了骨量峰值的维持。

进入绝经过渡期，骨转换增强，骨吸收相对更强，骨丢失加快。一项对临床病例的截面观察资料（北京协和医院）显示，在

41~50岁的同龄女性中，围绝经期者腰椎松质骨的丢失比月经正常者快2.5倍左右，绝经后组则快3.5倍左右（见下页表）。该研究同时显示无论是皮质骨或是松质骨，均在绝经最初3年内丢失速度最快、丢失骨最多。从骨峰值期至71岁，皮质骨共丢失了峰值骨量的30.1%，而在绝经最初3年内即丢失了21.4%，占总丢失量的2/3；同期腰椎松质骨共丢失了峰值骨量的53.7%，而在绝经最初3年内即丢失了41.5%，占总丢失量的3/4。这种骨丢失情况与国内外其他类型研究得出的结果一致。绝经即低雌激素对松质骨骨量的负面影响要高于对皮质骨骨量的影响。绝经最初5年内，腰椎松质骨骨量平均每年下降2.8%~6.3%。与同龄自然绝经者相比，人工绝经女性的骨量丢失更快，其骨量与年长5~10年的自然绝经者相当。曾有报道，人工绝经女性在术后1个月内的骨丢失可高达9%。

同龄女性不同月经状况的骨量下降率（%）

	桡骨 BMC**		腰椎 BMC***	
	下降*	年降率	下降*	年降率
41~45岁				
正常月经（n=18）	2.8	0.56	6.4	0.64
围绝经期（n=16）	8.1	1.63	23.6	2.36
绝经后（n=11）	11.8	2.36	29.1	2.91
46~50岁				
正常月经（n=16）	9.4	0.94	7.7	0.51
围绝经期（n=34）	9.5	0.95	25.1	1.67
绝经后（n=19）	11.7	1.17	33.1	2.21

* 与峰值比较下降的百分数（%）。
** 单光子吸收法测右桡骨远端1/3处骨矿含量，主要反映皮质骨骨量。
*** 定量计算机层面扫描法测第2~5腰椎松质骨骨密度。

第九章　更年期性激素治疗与绝经后骨质疏松症

绝经如何影响骨代谢

钙在人体内的含量约占人体体重的2%，人体内的绝大部分钙都储存在骨组织中，骨钙总量约占人体钙总量的99%，其余1%分布在软组织和细胞外液。体重60 kg的正常成人，其骨钙总量约为1100 g。当绝经引起骨代谢负平衡增强时，骨组织平均每日可丢失钙达50 mg，1年约丢失18 g，20年则丢失360 g，占成人骨钙总量的1/3。在组织水平上，骨组织形态计量学和骨丢失的研究已证实了这种骨代谢负平衡的结局性改变。间接反映成骨与破骨活动的骨代谢生化指标显示了与负平衡一致的结果，即破骨和成骨指标均升高，但前者多于后者。北京协和医院的一项研究以空腹晨起2小时尿钙/肌酐和Ⅰ型胶原降解物/肌酐作为骨吸收指标反映破骨活动，以血清碱性磷酸酶和骨钙素作为骨形成指标反映成骨活动。对20~80岁的女性，每一年龄选5名共305名健康女性进行检测，其中包括绝经前女性158名、绝经后女性147名。研究发现，绝经后组骨吸收指标分别比绝经前组升高了56.6%和45.9%；而骨形成指标血清碱性磷酸酶和骨钙素分别升高了41.8%和27.7%。在绝经最初3年内骨丢失最快的阶段，尿钙排量最多，反映在破骨的骨吸收指标上，其升高也最明显。

北京协和医院的另一研究结果指出，人工绝经的女性在切除双卵巢的第3天，空腹晨起2小时尿钙/肌酐即开始明显升高；在术后第7天达最高值，比术前高2倍多，较已绝经的女性在切除双卵巢后的变化明显；后者空腹晨起2小时尿钙/肌酐在术后第7天开始上升，约在术后18天达最高值，比术前高近2倍。手术立即终止卵巢来源的性激素使骨吸收的生化指标上升更快，对骨代谢的影响更大，与人工绝经女性术后骨丢失更多是一致的。

与男性相比，由于50岁左右绝经，女性骨丢失较早、较快且较重，因此，女性发生骨质疏松性骨折较早、发生率也较高。出于其重要的临床意义，绝经后骨质疏松症被列为单独一类，在骨质疏松症的研究史中较早、较广泛地受到重视。

雌激素通过什么机制来影响骨代谢

在三类性激素中，目前对雌激素影响骨代谢的机制了解较清楚。

（1）在组织学水平上，雌激素能抑制骨转换、增加骨强度。在骨组织计量学中，活化频率是反映骨转换频率的指标，雌激素能降低骨转换频率。使用雌激素两年，骨活化频率下降约52%。一项研究证明，高剂量雌激素具有促骨形成的作用。该研究对22名老年（平均65.4岁）绝经女性给予雌激素随访6年，利用骨组织活检评价雌激素对成骨的影响，结果发现骨小梁体积增加46.9%、厚度增加18.4%、小梁数及骨壁厚度也增加，表明雌激素能够增加松质骨体积，具有促骨形成作用。

（2）在细胞水平上，雌激素直接和间接影响破骨细胞和成骨细胞的生成和功能。雌激素能抑制破骨细胞和成骨细胞的前体分化，降低骨重建的速度；抑制成骨细胞凋亡，促进破骨细胞凋亡。雌激素对成骨细胞和破骨细胞的直接作用在很大程度上依赖于雌激素受体的表达。

雌激素对成骨细胞的直接作用之一是抑制成骨细胞凋亡，延长其生存时间，维持骨吸收和骨形成之间的平衡。目前认为雌激素治疗骨质疏松症主要是通过作用于成骨细胞或其前体，调节其产生多种蛋白因子，以旁分泌的形式抑制破骨细胞分化，减少破骨细胞数目及活性；抑制成骨细胞凋亡，延长其生存时间。

（3）在分子水平上，雌激素通过促基因效应下调局部细胞因子的表达与活性。选择性雌激素受体调节剂（SERM）的出现促进了人们对雌激素作用机制的认识。一般认为，选择性雌激素受体调节剂可以通过三条相互影响的途径发挥作用。SERM诱导雌激素样效应时，主要募集辅助激活因子；而诱导抗雌激素作用时，主要诱导辅助抑制因子，通过辅助调节分子影响雌激素受体的结合。越来越多的证据表明，雌激素还能通过非经典的促基因效应发挥作用，这种作用可在几秒到几分钟内出现。而经典的促基因效应通常出现在雌激素作用30~60分钟后。目前发现雌激素可通过细胞膜结合型雌激素受体或其他膜受体改变胞浆蛋白的功能，影响基因转录，从而调节细胞功能。研究较多的是雌激素通过非促基因途径影响成骨细胞和骨细胞的凋亡。

性激素疗法预防绝经后骨质疏松症有哪些证据

哪个指标的改变可成为预防绝经后骨质疏松症的证据呢？预防绝经后骨质疏松症的目的在于预防骨折，那么能提供证据的直接指标应该是骨质疏松性的骨折。但是针对绝经后骨质疏松症这一疾病的慢性特点，对任何一种抗骨质疏松症的措施，临床上尚不能于短期内获得骨折率明显下降的证据，因此，常用代理指标。

目前对于雌激素类药物，美国食品和药品监督管理局认为骨密度可以作为这类药物长期临床试验结果的代理指标。

1. 性激素疗法能提高骨密度

在单用结合雌激素的研究中,脊柱骨密度的变化为:0.3 mg 组上升 3.8%,0.625 mg 组上升 4.9%,呈现出剂量反应关系。

与单用结合雌激素相比,结合雌激素与安宫黄体酮联合应用组的脊柱骨密度进一步升高 1%,但对髋部的骨密度没有影响。

几个双盲、随机、安慰剂平行对照的临床研究报告指出,雌激素治疗能明显增加老年女性的骨密度,这些女性平均年龄 > 70 岁。其中,很低剂量雌激素 + 足量钙和维生素 D 能维持骨量,但对骨折的影响尚不了解。

2. 性激素能预防骨折

美国女性健康基础干预研究是首个对大致健康的中老年女性预防其慢性病的作用进行大规模随机对照观察的研究。结果显示,结合雌激素加安宫黄体酮能降低骨质疏松性骨折。仅用临床骨折率,可能低估了雌激素加安宫黄体酮的作用。按年龄、体重指数、吸烟、跌倒史、个人既往史和家族骨折史、钙总摄入量、既往雌激素治疗史、骨密度以及总的骨折危险评分进行分层分析,结果均一致,即这些因素都不影响雌激素治疗降低骨折的效果。一项研究表明,只有在绝经 5 年内开始且正在接受雌激素治疗者,才能在髋骨骨折方面受益。总之,已有足够证据表明孕激素/雌激素治疗能非常有效地降低各部位骨折,而且对没有绝经后骨质疏松症危险因素的正常女性也有效。

专家们对性激素/雌激素治疗用于绝经后骨质疏松症有哪些建议

以下为美国妇产科学会特别专家组的建议。

第九章　更年期性激素治疗与绝经后骨质疏松症

（1）中等剂量孕激素/雌激素治疗是预防绝经后骨丢失的一种有效的抗骨吸收药。

（2）为保护骨密度，应该连续应用雌激素治疗，停止雌激素治疗后将再次出现骨的快速丢失，骨折率增加。

（3）雌激素治疗（如每日使用结合雌激素 0.625 mg）可以减少骨折，即使对那些没有骨减少或骨质疏松症的女性也有效；对于预防骨折，雌激素治疗也许是最有效的抗骨吸收药。研究显示，低于过去常规剂量的孕激素/雌激素治疗能维持骨密度。

（4）治疗中应定期进行评估，使骨密度稳定。

（5）需要时，应优先选择二膦酸盐或选择性雌激素受体调节剂。

（6）已有的孕激素/雌激素治疗与其他抗骨吸收药联合应用的短期和长期研究资料尚不足以支持推荐这种联合应用。

同时，美国妇产科学会特别专家组还推荐：

（1）为预防骨丢失，对于没有危险因素的女性，当其椎体、股骨颈、粗隆间或总髋的骨密度 T 值小于 –2.0（EXA）时，应开始治疗；对于有危险因素的女性，当 T 值在 –1.5~–1.99 时，也应开始治疗。对于没有引起骨丢失继发原因的女性，最有预测价值的危险因素是既往骨折史、早绝经、体重小于 56.75kg、年龄在 60~65 岁。

（2）在孕激素/雌激素治疗中，应该应用最低的有效剂量。

（3）对于有与早绝经有关的骨减少或骨质疏松症的女性，应用孕激素/雌激素治疗，选择性雌激素受体调节剂或二膦酸盐均适合。应就这些药物的利弊与每位女性进行讨论，以便其在完全知情的情况下作出决定。

（4）对有绝经症状，如轰热、阴道干燥以及生活质量出现不良改变的女性，建议首选孕激素/雌激素治疗。

（5）建议所有女性应用足量的维生素D和至少1000~1500 mg/d的钙。

（6）应评估停止孕激素/雌激素治疗后骨密度的改变。

2007年，国际绝经协会在其最新建议中强调，性激素可以减少所有骨质疏松症相关性骨折，包括椎骨和髋骨，对低危女性也有同样效果。基于效果、成本、安全性的最新证据，对有骨折危险的绝经后女性，尤其60岁以下者和预防过早绝经女性的骨丢失，性激素是一种合理的一线治疗。60岁以上的女性如只为预防骨折，不推荐开始用标准量的雌激素治疗；60岁以后只为预防骨折而继续雌激素治疗，应该采用长期有效的特殊剂量和方案，其效果应该与其他已证明有效的方法相似。

我国妇产科学界的观点与上述相同。

对性激素/雌激素疗法用于绝经后骨质疏松症的预防还有哪些建议

在中华医学会绝经学组《关于性激素治疗的指南》中指出，绝经后骨质疏松症是性激素/雌激素治疗的三大适应证之一，其用药禁忌证、慎用证、抉择、药物、方案、启用时机、疗程和监测可参见中华医学会妇产科学分会绝经学组汇总的《绝经过渡期和绝经后激素治疗临床应用指南修订稿草案（2006）》。

鉴于绝经后骨质疏松症的发生过程隐蔽，建议对有绝经后骨质疏松症危险因素者尽早启用性激素治疗。多种危险因素影响绝经后骨质疏松症的发生，应尽可能及早控制这些危险因素。在预防绝经后骨质疏松症的措施中，不可忽视健康的生活方式、合理补钙和补充维生素 D 以及适量运动。

摘自 2008 年 5 月出版的《医学专家的科普丛书（二）：科学健康》。

致 谢

陈克终，医学博士。北京大学人民医院胸部肿瘤研究所副所长（主持工作），胸外科副教授、副主任医师、硕士生导师。美国纪念斯隆凯特琳癌症中心及英国伦敦大学学院癌症中心访问学者。中国抗癌协会肺癌专业委员会委员，中国临床肿瘤学会转化医学专家委员会委员，中国研究型医院学会胸外科学专业委员会青年委员会常务委员兼秘书长。擅长胸部疾病的微创手术，对各期肺癌的全程综合诊疗经验丰富。聚焦早期肺癌诊断及预后难题开展研究，是国内首位在全部四项国际顶级胸外科学术会议投稿发言的学者。在 AJRCCM、CCR 等国际期刊发表英文论文 40 余篇，获美国癌症研究协会全球青年学者奖等国际学术性奖励 7 项。

图书在版编目（CIP）数据

科学健康.综合/中国科学技术协会，中国老科学技术工作者协会，国家卫生健康委员会组织编写. -- 北京：科学普及出版社，2022.9

ISBN 978-7-110-10500-9

Ⅰ.①科… Ⅱ.①中… ②中… ③国… Ⅲ.①保健—普及读物 Ⅳ.① R161-49

中国版本图书馆 CIP 数据核字（2022）第 151013 号

责任编辑	韩　颖
封面设计	中文天地
正文设计	中文天地
责任校对	焦　宁
责任印制	李晓霖

出　　版	科学普及出版社
发　　行	中国科学技术出版社有限公司发行部
地　　址	北京市海淀区中关村南大街 16 号
邮　　编	100081
发行电话	010-62173865
传　　真	010-62173081
网　　址	http://www.cspbooks.com.cn

开　　本	880mm×1230mm　1/16
字　　数	1230 千字
印　　张	109.5
版　　次	2022 年 9 月第 1 版
印　　次	2022 年 9 月第 1 次印刷
印　　刷	河北鑫兆源印刷有限公司
书　　号	ISBN 978-7-110-10500-9 / R・905
定　　价	598.00 元（全 9 册）

（凡购买本社图书，如有缺页、倒页、脱页者，本社发行部负责调换）